JN100605

精神疾患とその治療

石丸昌彦

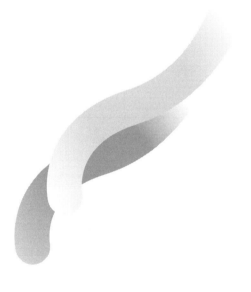

精神疾患とその治療（'20）

©2020　石丸昌彦

装丁・ブックデザイン：畑中　猛

i-14

まえがき

　メンタルヘルスについての人々の関心はきわめて高く，年々増す一方である。そのことは，他ならぬ放送大学科目の履修状況からひしひしと感じられる。その背景には，うつ病や適応障害，アルコール依存症，認知症などさまざまな精神疾患や発達障害の増加があり，さらに原因をたぐっていくと，地域・職場・家族など社会のあらゆる場面でコミュニティの絆がほころび，余裕と希望を見いだしにくくなっている現状にたどりつく。それらはもはや医療の対応できる限度をはるかに超えているが，そうした世相の結果として生じてくる精神の変調について，確かな知識理解をもつことにより生活の備えとしたいという願望は，多くの人々が共有するところであろう。

　そうした要望に応える科目として，放送大学のカリキュラムには学部科目『今日のメンタルヘルス』と大学院科目『精神医学特論』が用意されていた。前者は一般の大学における「精神保健学」に相当し，「精神医学」と重なる部分も多いがやや切り口の異なるものである。後者は本来，臨床心理学を学ぶ院生などのために特化された情報パッケージ（特論）として，基礎的な学習を超えた役割を担うべきものである。この両者の間にあるはずの学部レベルの「精神医学」科目がこれまで存在しなかったため，『精神医学特論』の印刷教材に初学者向けの工夫を盛り込み，面接授業の教科書などにはこれを用いることで対応してきた。

　状況を変えることになったのは，平成28年制定の公認心理師法である。放送大学でも公認心理師資格取得に対応したカリキュラム整備を行うことになり，このため学部科目としての「精神医学」の制作が急遽決まった。公認心理師という資格自体が前述のような社会状況の要請であ

ることを考え合わせ,「時至れり」との感慨を抱きつつ勇躍して執筆に
あたった次第である。

　準備期間が比較的短かった事情もあり,全体の8割を石丸が執筆する
こととなった。これには全体の整合性や相互参照の面でプラスの効果も
あり,学習者にはこのメリットを活用していただきたい。発達障害（11
章）,老年期と精神疾患（13章）,精神疾患をとりまく法と制度（第14
章）に関しては,それぞれ当代随一の執筆者の参画を得ることができ
た。それぞれ正確かつ平明な解説を心がけたが,なお広く御叱正をいた
だき今後に活かしていきたいと願っている。

　なお,上記のような経緯のもたらした結果として,現行の『精神医学
特論（'16）』には本科目と重複する内容が多く含まれていることを御了
承いただきたい。本稿執筆の時点で,同科目の2022年開講に向けた改
訂作業が緒に就いたところである。今後は『精神疾患とその治療』とい
う基礎編の存在を前提として,これと一対を為す大学院科目としての
『精神医学特論』を上梓すべく工夫を凝らしていく所存である。

　この印刷教材が学習の一助となり,また学習者や周囲の人々のメンタ
ルヘルスの向上に寄与することを,執筆者一同,心から願っている。

2020年3月

石丸　昌彦

目 次

1 | 精神疾患と精神医学

石丸昌彦

《**目標＆ポイント**》 精神疾患とはどのようなものであるかを，身体疾患と比較しながら学ぶ。精神医学の意義や特徴について理解し，臨床心理学との関連について考える。また，統計データを通じて精神疾患や自殺の最近の動向を展望する。
《**キーワード**》 精神医学，精神疾患，自殺，臨床心理学，心の臨床

1．精神疾患と精神医学

（1） 精神医学とは何か

精神医学は，精神疾患の診断・治療・予防ならびにそのための研究を目的とする医学の一分野である。

総合病院の案内などを見ると，内科・外科などの大枠のなかにさまざまな診療科目が列挙されている。そのなかの1つとして精神科が置かれていることからわかる通り，精神医学は「医学分野の多彩な領域のなかの1つ」に他ならない。

一方，人間という存在は身体と精神という2つの次元からなりたっている。これに対応して，医学もまた身体医学と精神医学の2つに大別することができるだろう。このような意味での精神医学は「多くのなかの1つ」にとどまらず，大きな2本の柱のうちの1本として重要な役割を担うことになる。

この事情は医療の現場において日々実感される。内科的疾患や外科的外傷などの身体的問題は，その症状として精神的な変調をきたすことが

きわめて多い。これに対する診断や治療は，精神医学に課せられた重要な役割である（第9章参照）。また，身体疾患と闘うことは心身のストレスを伴う作業であり，とりわけ慢性疾患の闘病の過程で精神医学的な援助が必要となることも多い。今日の社会で重要性を増している末期医療もまた，精神医学の知識や経験を求めている。

このように，精神医学はあらゆる身体医学と連携することを求められる医学領域であり，高い普遍性と広い応用可能性をもっている。

国際連合の専門機関であるWHO（World Health Organization：世界保健機関）は，健康を定義して「身体的・精神的・社会的に完全に良好な状態」のことであるとした（**表1-1**）。この定義は身体と精神の不可分の関係を踏まえ，さらに社会的存在としての人間に注目するところに特徴がある。健康と社会との関わりは重要であるが，とりわけ精神の健康は社会のあり方と密接な関係をもっている。

うつ病をはじめとする個々の疾患について学ぶにつれ，精神疾患の発病・経過・治療・予防において，社会的な背景や社会との関わりがいかに重要であるか，繰り返し確認することになるだろう。

表1-1　WHO（World Health Organization）による健康の定義

Health is a state of complete physical, mental and social well-being and not merely the absence of disease or infirmity.（WHO 1948） 健康とは，身体的・精神的・社会的に完全に良好な状態にあるということであり，単に病気ではなく病弱でもないということに尽きるものではない。 （原文は英語，石丸訳） ※ 1998〜1999年にはa state を a dynamic state に，mental and social を mental, spiritual and social に変更する提案がなされたが，WHO総会では採択が見送られ変更は行われていない。

（2）　精神疾患の特徴と多様性

　身体疾患と同様に精神疾患というものが存在することについて，今日では疑いをもつものはほとんどないだろう。しかしはじめからそうだった訳ではない。

　病変や傷を目で見て確認できる身体疾患と違って，精神の変調は感情や思考など人の内心の活動を舞台とするから，その存在を確認したり評価したりすることにはしばしば困難が伴う。実際には精神疾患においても内心の主観的体験ばかりでなく，これに対応する表情や行動の変化や変調が現れ，身体症状を伴うことが多い。これらを手がかりとして精神状態を推測することは可能であるし，重要でもある。それでもやはり，理学検査・血液検査・画像診断などによって定量化できる多くの身体症状と比べ，精神症状にはとらえどころのない不確かさがつきまとっている。このため，精神疾患やそれに基づく異常な言動については，古来さまざまな誤解や無理解があった。

　あらゆる現象の背後に霊（アニマ；anima）の存在と働きを想定する考え方をアニミズムという。アニミズム的な疾病観は世界各地に広く見られ，とりわけ病変を目で見ることのできない精神疾患は，アニミズム的な説明が受け入れられやすかった。わが国にも「狐憑き」などといった迷信はつい最近まで存在したし，現代人の心の深層にも同様の傾向は潜んでいる（第15章参照）。迷信に囚われることなく正しく現実に向き合うためにも，精神疾患の特徴についてよく理解しておく必要がある。

　さまざまな精神疾患を広く見渡す時，とりわけ印象的なのはそのあり方の多様性であろう。

　精神疾患の症状には，各種の精神活動の量的・質的な異常が含まれる。気分が沈み気力の低下する抑うつ状態や，逆に気分が昂揚し誇大的となる躁状態は，精神活動の量的な異常と考えられる。一方，統合失調

症などで見られる幻覚や妄想は，精神活動の質的な異常の典型的な例である。

　これに対応する表情や行動の変化は，抑うつ状態では口数が少なく行動が遅鈍になり，躁状態ではけたたましく性急になるなどの形で観察される。統合失調症では，幻聴に対して言い返す行動が外部からは「独語」と見えたり，被作為体験（させられ体験）に基づく行動が周囲には意味不明の奇行と思われたりする。強迫性障害では強迫観念とならんで強迫行動が主症状であり，各種の依存症では，アルコールや覚醒剤などの不適切な摂取や，ギャンブルへの没入といった行動上の問題が疾患の本質をなす。

　精神疾患に伴う身体症状もまた多様である。うつ病では心身の全般的な不調の結果としてさまざまな身体愁訴が生じ，精神科より先に内科などを受診するケースも多い。パニック障害におけるパニック発作や，各種の不安に伴う動悸・過換気症状や胃腸の過活動など，自律神経系のアンバランスによる症状はよく見られる。身体疾患に伴う精神症状や心身症（第9章参照）では，それぞれの身体疾患の特徴に応じてさらに多彩な身体徴候が現れることになる。

　精神疾患の原因もまた多様であるが，これについては，第2章であらためて論じる。

　精神疾患の一般論から離れて，個々の患者・当事者の現実のありように目を転じると，そこにはさらに多様な現実が開けてくる。ストレスの蓄積によって適応障害やストレス障害（第8章参照）に陥った場合，結果的に現れる症状は同様であっても，その症状を呈するに至った個人的事情や生活背景は千差万別である。治療のために処方される薬剤は共通でも，その人固有の事情や背景を的確に理解しなければ，真に有効な援助はできないであろう。座学を通して一般的な原則を学ぶことは重要で

あるが，それを現実に適用する際には「すべてのケースを個別のものとして扱え」という古いことわざを念頭に置くことが大事である。

（3）　正常（健康）と異常（病気）の境界

　このように多様な精神疾患を扱うにあたって，正常（健康）と異常（病気）の境界をどのように引くかということが，しばしば問題にされる。前述のように精神医学においては個人の内面的な過程やその行動が評価の対象になるから，基準をあいまいにしたままで「正常」と「異常」の線引きをするなら，不当な評価を医学の名のもとに押しつけることが生じかねない。それは歴史のなかで実際に起きたことでもあった。

　統計学的な手法に倣い，何らかの定量化された数値に着目して，平均から著しく外れるものを「異常」とする考え方もある。知能指数に基づいて知的障害を判定する場合などに用いられる方法であるが，精神や行動のあり方を数値化することは困難なことが多く，仮に可能であったとしてもどこに境界線を引くかという難問は最後まで残る。

　症状のもたらす量的・質的な逸脱が著しく，本人や関係者の苦悩も大きいため，「正常／異常」の判断に悩む必要のない場合も実際には多い。一方では，たとえば限局性恐怖症（第7章参照）のように，理論的にはある種の「異常」であり潜在的な有病率も高いものの，多くの人々が自前の工夫で困難を回避しているために，大きな問題にならないものもある。

　こうした事情を考えあわせると，「異常とは何か」という大問題に正面からとりくむことは必ずしも生産的ではなく，「その問題で本人がどのぐらい苦しんでいるか」を考慮に入れて柔軟に判断する方がよさそうに思われる。ただし，精神疾患のなかには病識を欠くものや否認を伴うものがいくつもあり，こうした疾患では本人の訴えを待たず，周囲が介

入せざるを得ないことも多い。

　このように，精神医学における正常と異常の弁別について，すっきり
した一般論を立てるのは難しい。各疾患の特徴や現に採用されている診
断基準を学びつつ，どこにどのような線を引くことが患者の真の利益に
なるのかを，慎重に見極めていくことが必要であろう。

2．統計から見た現状

（1）　精神疾患の動向

　精神疾患の現状について，医療統計のデータを見ながら確認していこ
う。

　図1-1[1)]に，過去数十年のわが国における各種疾患の受療率の推移を
示した。結核に代表される感染症が激減する一方で，各種の成人病・生
活習慣病が増加してきたこと，そして「精神及び行動の障害」（精神疾
患を表すICDの用語，ICDについては第2章参照）は成人病・生活習
慣病と歩調をあわせるように増加してきたことがわかる。

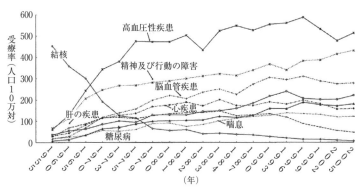

図1-1　主要疾患の受療率の年次推移
（文献1より）

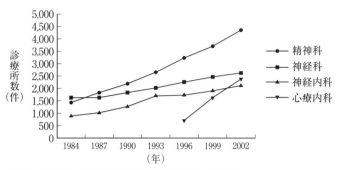

図 1-2　精神科などを標榜する診療所数の年次推移
（厚生労働省医療施設調査の結果より）
神経内科は比較のために掲載したが，同科は神経・筋組織に関わる身体疾患を専門
とするもので，精神科医療には直接の関わりがない（本文参照）。

　ただ，この時期のとりわけ後半には，精神科などの診療所（クリニック）も急速に増加していることに注意したい（**図 1-2**）。1980 年代に入るまでは，気軽に受診できる身近な精神科の医療機関がほとんど存在せず，医者にかかりたくともかかれない人々が多数存在した。このような人々が，身近な診療所の増加につれて受診できるようになったことも，受療率の見かけの増加に寄与している。摂食障害や PTSD（Post Traumatic Stress Disorder：心的外傷後ストレス障害）など，かつては病気として認知されなかったものに注意が向けられ，患者の受診や医師の診断が促進されたことも，同様の効果を生じたであろう。

　こうした注釈が必要であるものの，精神疾患のために受診する患者数がここ数十年にわたって増加を続けてきたことは間違いない。

　各種疾患の社会的なインパクトを評価するにはさまざまな尺度がある。がんなどではその疾患による死亡率（年間の死亡者数の人口比）が指標とされるが，精神疾患は直接の死亡原因となることが少ない代わり

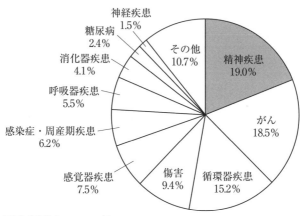

図1-3 主要疾患群の DALY 値
数字は各疾患群の DALY 値の全体に占める割合。
(Disease & Injury Country Estimates 2004, WHO 2009 のデータより)

に，生活の質を損なうことが大きい。WHO の考案した DALY（Disability-Adjusted Life Year：障害調整生命年）と呼ばれる指標は，疾患による寿命の短縮とあわせ，その疾患によって生じた生活の質の低下を，失われた時間として定量化するものである。

　DALY 値に基づいて各種疾患の相対的な重みを比較したものを**図1-3**に示した。精神疾患は，がんや循環器疾患とならんで最上位に位置しており，日本人の最大の健康問題の1つとなっていることがわかる。

　こうした日本の現状は，世界的に見てどのような位置にあるのだろうか？　**図1-4**はメンタルヘルス関連疾患の有病率をいくつかの国々で比較したものである。日本はむしろ有病率の低い地域に属することがわかる。うつ病の有病率の世界的な分布についても同様である（**図1-5**)[2]。

　ただし，このようなデータは慎重に解釈する必要がある。わが国の場合，都市部では前述のように身近な医療機関が急増してきたものの，都

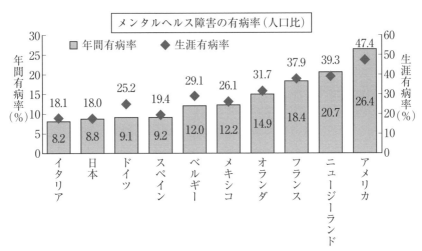

図 1-4　メンタルヘルス関連障害の有病率（国際比較）
（OECD Factbook 2009 より）

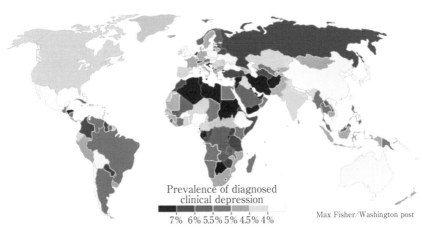

図 1-5　うつ病の有病率（国際比較）
（文献 2 より）

市部以外の地域ではまだまだ精神科医療機関が充足されていない。精神科受診にまつわる心理的抵抗も，一昔前に比べれば著しく低減したものの，欧米諸国と比較して十分に改善されたかどうかは疑問である。

　こうした事情を加味するならば，日本の精神疾患の現状は数字が示す以上に深刻である可能性は否定できない（入院・外来別の疾患統計については第2章，精神科病床数の推移については第15章参照）。

　わが国は多くの先進国と現代社会特有の課題を共有しているが，これに加えて，各種の自然災害，急速な超高齢化などの社会経済的要因，過去の歴史的経緯に由来する制度的問題などの固有の事情が，わが国の精神疾患と精神医療制度に影響を及ぼしていることに注意したい。

（2）　自殺の問題

　日本の自殺者は第二次世界大戦後，概ね年間2万人台で推移してきたが，1998（平成10）年に突如3万人台に跳ね上がり，この深刻な状況が15年間にわたって続いた（**図1-6**）。

　その背景として，1990年代初めのバブル崩壊をきっかけとして深刻な経済不況が続くなかで，1998年に完全失業率が急上昇し，勤労者の生活基盤が危機的なまでに揺るがされたことが指摘されている。この時期の自殺者が50代を中心とする勤労世代の男性で高かったこと，一般にどこの国や地域でも不況と自殺率との間に正の相関があることなども，この仮説を支持する。特にこの時期には，不況によって雇用水準が下がったばかりでなく，長年にわたってわが国の経済成長を支えてきた終身雇用制が終わりを告げ，職場のもつ意味が決定的に変わったことも大きなストレス因になったであろう。

　このような説明からは，自殺は社会経済的な変動に対する適応の失敗によるもので，精神医学と直接の関係はないようにも思われる。しかし

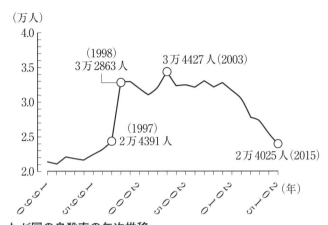

図 1-6　わが国の自殺率の年次推移
（警察庁自殺統計データより内閣府作成，一部改変）

　アメリカで行われた心理学的剖検法（自殺者の生前の情報を関係者への
インタビューなどから詳しく収集し，死に至る過程を明らかにする研究
法）による調査は，自殺既遂者のほとんどが死の直前に何らかの精神的
変調をきたし，精神医学的な援助が必要な状態にあったことを明らかに
した。自殺対策の視点からも，精神科医療の充実は急務なのである。

　2013（平成 25）年以降，わが国の自殺者数は減少に転じたため，自
殺問題は過去のものになったかのように誤解されがちであるが，2017
（平成 29）年の統計によれば日本人の自殺率は依然として世界で第 6
位，女性に限れば世界で第 3 位の高さにある。また，中高年男性の自殺
は減ってきたものの，入れ違うように 10〜20 代の若者の自殺が増え，
高齢者の自殺も高い水準にあるなど，決して危機は終わっていない。

3. 精神医学とその周辺

（1） 精神医学と臨床心理学

　精神医学と臨床心理学は，精神の変調という現象を理解し，これに悩む人々を援助するという共通の目的をもっている。

　もとより，精神医学は医学の一分野として精神現象の身体的基盤を常に意識し，身体活動とりわけ脳の働きと精神現象との関係を重視する。これに対して臨床心理学は，さまざまな心理学の方法論を用いて精神現象を理解しようとする。精神医学においては薬物療法などの身体的療法が治療の重要な柱であるのに対して，臨床心理学は心理療法によって心の問題を解決することを目指し，薬物療法には立ち入らない。

　こうした違いがあるのは事実であるが，両者の関係はしばしば過度に対立的に捉えられているようである。それをもたらしているのは理論的・本質的なことよりも，実際的な問題や歴史的事情といったものである。

　たとえば医師を養成する医学部は理科系，臨床心理学を含めた心理学は文科系に置かれ，教育においても研究においても接点が乏しい。医療現場における心理臨床家の面接は医師の指示のもとに行われ，診断や治療方針を決定する権限を医師がもっていることも，両者の関係を難しくする。「臨床心理スタッフはみたてを行い，医師は医学的診断を行う」といった対照も，医師の側の権威主義的な姿勢と，これを犯すまいとする心理スタッフの側の忖度が働くところでは対立的な意味を帯びてしまい，せっかくの協同作業が窮屈で萎縮したものになりがちである。

　象徴的なのは「精神療法」と「心理療法」の言葉の使い分けである。いずれも英語では「サイコセラピー；psychotherapy」であって，同じ言葉の異なる訳語でしかない。ところがわが国では，精神医学では「精

神療法」，臨床心理学では「心理療法」が用いられ，入り混じることは滅多にない。仮に同じ作業を行っていても，精神科医が保険診療のなかで行うことは「通院精神療法」と呼ばれ，心理臨床家がカウンセリングルームで行うことは心理療法と呼ばれるのである。

　医学的診断と心理学的みたては，実際にはそれほどかけ離れたものではない。DSM-Ⅳにおける多軸診断の考え方（第 2 章参照）からもわかるように，精神医学的な診断は患者のあり方の多面的・全人的な理解を目指すものであり，病名の決定はその作業の一部でしかない。そうでなくては真に有効な治療を提供することはできないであろう。逆に心理学的なみたてを行う場合にも，個々の患者やクライアントが抱えている疾患の医学的な側面を正しく理解していなければ，適切な方向を選択することは困難になる。両者の違いは力点の置き方の違いに過ぎない。

　実際の現場では，心理臨床家の行う各種の心理検査が精神医学的診断のための決定的な情報を提供することがよくあり，発達障害に注目が集まるにつれ，そうした場面はますます増えている。治療法の面でも，精神医学において精神療法の重要性が強調される一方，心理療法のなかにも自律訓練法や動作法，さらには EMDR（Eye Movement Desensitization and Reprocessing：眼球運動による脱感作および再処理法）といった身体に働きかける技法がある。

　表面的な相違点よりも出発点や目的の共通性に注目し，「心の臨床」という大きな枠組みを意識しながら学びや実践を進めることを心がけたい。精神現象を心と体の両面から見ていくことは，「心の臨床」の王道とも言うべき重要な基本姿勢である。

　なお，精神現象を理解するにあたって臨床心理学は共感的理解を重視するが，精神医学は外部からの観察や検査に依拠するといった主張が聞かれることがあるが，これは重大な誤解である。個人の内面で起きる心

の過程を理解するために，共感というプロセスが欠かせないのは臨床心理学でも精神医学でも変わりがない。精神医学が対象とする疾患においては，共感的理解の射程を超えた重症の病態や，身体疾患に由来する精神変調が多く見られるため，しばしば他の手法が必要となるのは事実である。しかし「心の臨床」の基本姿勢には違いがないことを重ねて記しておきたい。

（2）　用語や呼称に関する注記

　最後に，精神医学や精神科医療を学ぶうえで，しばしば問題となる言葉について確認しておこう。

a．医療機関の標榜科名

　医療機関のなかには「神経科」，「心療内科」などの看板を掲げながら，実質的には精神科の診療を行っているところが多く見られる。わが国の制度では医師が標榜科を比較的自由に選ぶことができる。そのため「精神科」よりも心理的抵抗の少ない「心療内科」などを掲げ，受診しやすくなるよう図っている事情がある。

　このうち「神経科」は精神科とほぼ同義である。かつては精神科が精神神経疾患を広く担当していた歴史的事情を反映するのであろう。「心療内科」は厳密には心身症（第9章参照）を専門とする内科の一分野であるが，実際には精神科と重なる部分も多いため，両科をあわせて標榜するところが多い。一方，「神経内科」は身体器官としての神経系や筋肉系の疾患（たとえばパーキンソン病や筋ジストロフィー）を専門とする内科の一分野であり，精神科とは異なるので注意したい。かつて精神科が専門とした疾患のうち，認知症やてんかんは最近では神経内科が診療にあたることが増えており，各科の境界も以前とは違ってきている。

b．「疾患」と「障害」

強迫神経症を強迫性障害，躁うつ病を双極性障害と呼ぶなど，各種の精神疾患が「障害」と呼ばれることが増え，このことがしばしば混乱を引き起こしているようである。この事情については第2章で詳しく扱うので参照されたい。

c．精神疾患は「心の病」か？

精神疾患はしばしば「心の病」と呼ばれることがある。若い学生たちの意見を聞いても，自分が病気にかかったとしたら，「精神疾患」「精神障害」と言われるよりも「心の病」のほうが柔らかくて受け入れやすいという者が多いようである。

しかしある時，異論を述べた女子学生があった。精神疾患が「心の病」だとすれば，精神疾患にかかった者は「心が病んでいる」ということになる。しかし「心が病んでいる」という表現はもっと違ったこと，たとえば良心や同情心を欠く状態を指すものではないか。自分は「精神疾患」のほうがよい，「心の病」とは呼ばれたくはない，それが彼女の主張だった。

また，漫画家の中村ユキさんが統合失調症の母親との半生を活写した作品のなかで，「お母さんの病気は脳の機能変調」と聞かされて安堵したというエピソードを描いている[3]。お母さんの心が病んでいると思っていた間はつらかったが，脳の変調ならば治療するまでだと割り切れたと言うのである。精神疾患を身体の次元に切り下げることによって，人格の価値を回復したものと言えるだろうか。

これらはどちらが正しいかという問題ではなく，精神疾患と闘う際の心構えにはさまざまな方向性があり得るということである。それはまた，精神疾患を心理学的な危機と見るか，それとも脳の機能変調と見るかという，精神医学史上の大問題にも通じるものと言えよう。

引用文献

1) 太陽美術：我が国の精神保健福祉：精神保健福祉ハンドブック 平成 23 年度版. 国立精神・神経医療研究センター，東京，2011
2) Ferrari, A.J., Charlson F.J., Norman R.E., et al：Burden of Depressive Disorders by Country, Sex, Age, and Year：Findings from the Global Burden of Disease Study 2010. PLOS Med, 10：e1001547, 2013
3) 中村ユキ：わが家の母はビョーキです. サンマーク出版，東京，2008

参考文献

ⅰ) 厚生労働省医療施設調査：https://www.mhlw.go.jp/toukei/list/79-1.html
ⅱ) 尾崎紀夫，三村　將，水野雅文ほか編：標準精神医学 第 7 版. 医学書院，東京，2018
ⅲ) 日本公衆衛生協会：我が国の精神保健福祉：精神保健福祉ハンドブック 平成 29 年度版. 日本公衆衛生協会，東京，2018

🔘 学習課題

● 精神疾患の現状について，官公庁の資料やメディアから得られる情報，自分自身や周囲の人々の体験談などを素材にして調べてみよう。
● 精神医学と臨床心理学の共通点と相違点について，理論的背景や社会制度，現実の活動などにわたって調べ，両者のあるべき関係を考えてみよう。
● 精神医学が社会のなかでどのような役割を果たしているか，さらにどのような役割を果たすことができるか，考えてみよう。

2 | 精神疾患の診断と診断基準

石丸昌彦

《**目標＆ポイント**》　精神疾患の診断の手順と，その際に用いられる診断基準について，今日の代表的な操作的診断基準である DSM と ICD を中心に学ぶ。診断は一方的に宣告するものではなく，SDM の考え方に従って共有すべきものであることを理解する。
《**キーワード**》　操作的診断基準，DSM，ICD，外因・心因・内因，SDM

1. 診断と診断基準

（1）　診断と診断基準

　精神疾患に限らず，病気の治療に先立ってまずは診断というプロセスが要請される。「診断する」ことは単に「病名をつける」ことと同じではない。診断という深くて広い作業のひとつの結果として，病名がつけられることになるのであるが，この点は後にあらためて検討することにしよう。

　さしあたり適切な病名をつけるという作業に限ってみても，精神疾患の診断にはいろいろと複雑な問題がある。身体疾患の場合，ヒトの身体の基本的な構造や機能は人種や地域によらず共通であり，この共通性が診断の普遍性を支えている。「右の上腕の骨のちょうど中程にひびが入った」という所見は明快なもので，どの地域のどんな人間でも容易に理解できるだろう。内臓疾患の場合はやや話が難しいが，目に見える病変や検査所見に基づいて理解を共有することが原理的には可能である。

　これに対して精神疾患では，心の働きやその表現は文化背景に伴って

多彩であり，正常と異常の弁別に関してもかなりのバラツキがある。このため，精神現象とその変調をどのように診断するかについては，文化圏による違いが相当に大きかった。たとえば同じ西欧文化圏内で近代科学が勃興しはじめた後にも，同じ病態に関してイギリスとフランスとドイツでは別の診断がつくといった状況が，20世紀前半まで見られたのである。文化圏ばかりでなく，学派や個々の医師の考え方によるバラツキもまた大きかった。

　診断を行うためには，あらかじめ確立された診断基準が必要である。診断基準は，ものの長さを測る際の物差しにあたる重要な基準であるが，その物差しが存在しない状態が長く続いたわけである。

（2）　操作的診断〜DSM と ICD

　こうした状況に変化をもたらしたのが，いわゆる操作的な診断基準の登場であった。操作的とは英語の operational にあたるもので，明確で具体的な項目によって疾患を定義し，診断の客観性を高めようとする考え方である。いわゆるマニュアル方式と考えればわかりやすい。その実例についてはこの教材のなかで繰り返し見ていくことになる。たとえばうつ病の場合，**表5-3**（p. 76）に掲げられた9項目のうち，5項目以上が同一の2週間内に認められれば，うつ病エピソードと診断する。

　操作的な診断基準は，直感や経験に頼りがちであった従来のやり方をあらため，誰が診断しても同じ結果に到達できる，信頼性の高い診断手続きを目指すものであった。実際には，それぞれの項目がどんな状態を指しているのか，どの程度の変調をもって異常と判定するのかなど，細かい点をすりあわせなければ診断の一致率を高めることはできない。ともあれ，このような診断基準が作成され広く世界的に用いられるようになったことは，精神医学の歴史を新たな段階に推し進めるものだった。

　本格的な操作的診断基準である DSM はアメリカで提唱されたが，こ
れは同国が多彩な背景を抱えた人々からなる，多民族社会であることを
考えると理解しやすい。

　DSM は『精神疾患の診断・統計マニュアル（Diagnostic and Statis-
tical Manual of Mental Disorders)』の略称であり，アメリカ精神医学会
（American Psychiatric Association）が編纂したものである。1980（昭
和 55）年に発行された第 3 版（DSM-Ⅲ）は操作的な診断基準の性格
を明らかにするとともに，診断にあたって病気の原因よりも症状を重視
し，多軸評定法を採用するなどの特徴を備えていた。

　多軸評定法は以下の 5 つの軸に沿った評価を行うことによって，受診
者の状況を多角的に浮き彫りにするものである。第 1 軸は臨床疾患，第
2 軸はパーソナリティ障害と知的障害，第 3 軸は身体疾患，第 4 軸は心
理社会的あるいは環境的問題の有無（ストレスの評価），第 5 軸は心
理・社会・職業的な機能の全体的評価に充てられる。**表 2-1** の例によっ
て，その考え方を理解しておきたい。

　DSM の最初の版である DSM-Ⅰが発行されたのは 1952（昭和 27）
年のことであり，第二次世界大戦中に兵士の精神的健康を評価するた
め，適切な尺度が必要とされたことが背景にあったという。その後，
DSM-Ⅱ（1968（昭和 43）年），DSM-Ⅲ（1980（昭和 55）年），DSM-
Ⅲ-R（1987（昭和 62）年），DSM-Ⅳ（1994（平成 7）年），DSM-Ⅳ-IR
（2000（平成 13）年）を経て，現在は DSM-5（2013（平成 25）年）が
使われている。

　一方，ICD『国際疾病分類（International Classification of Diseases)』
は WHO（World Health Organization：世界保健機関）が編纂したもの
で，精神疾患だけでなく全ての疾患の診断基準を網羅するものである。
第 10 版である ICD-10（1992（平成 4）年）では，そのなかの第 5 章が

表2-1　DSM-Ⅳによる多軸評定の例

	症例 A（60 歳男性）	症例 B（48 歳女性）
第 1 軸：臨床疾患	うつ病，単一エピソード 重症,メランコリー型の特徴を伴う	うつ病，反復性， 軽症
第 2 軸：パーソナリティ 　　　　障害と知的障害	なし	回避性パーソナリティ傾向
第 3 軸：身体疾患	なし	自己免疫疾患
第 4 軸：心理社会的・環 　　　　境的問題	配偶者との死別	長年にわたる闘病
第 5 軸：機能の全体的評定	GAF50	GAF70

A はもともと健康な男性であったが，配偶者との死別をきっかけに急速に重い抑う
つ状態に陥った。B は長年の闘病とパーソナリティの問題を背景に，軽症のうつ病
を反復している。いずれも「うつ病」であるが，多軸診断システムを活用すること
でそれぞれの特徴が浮き彫りにできる。

「精神及び行動の障害」にあてられた。2018（平成 30）年 6 月には
ICD-11 が発表され，本稿執筆の時点で日本語訳の作業が進んでいる。
　DSM と ICD の疾患分類に関する考え方は，基本的にはよく似たもの
であるが細かい点では違いもある。DSM はアメリカ精神医学会という
学術団体が研究に使用することを想定して作成したものであるため，緻
密で洗練されているがやや煩瑣である。一方，ICD は世界中の保健実
務家が現場で使えることを目指しており，使いやすいが大雑把である。
こうした特徴を踏まえ，わが国でも医療行政手続きや疾病統計には
ICD が，精神医学や臨床心理学の研究には DSM が，それぞれ用いられ
ることが多い。

（3）　操作的診断基準の長所と短所
　グローバル化の時代を迎え，国際的に共有できる診断基準をもつこと

は，精神医学の発展のためにぜひとも必要なものであった。DSM と ICD という操作的な診断基準は，これまでのところそうした歴史的要請に応える役割を果たしてきたと言える。ただし，そのあり方や方向性には批判もある。

　DSM がわが国の精神科医療に本格的に取り入れられるようになったのは，1994（平成 6）年に発行された DSM-IV からであった。当時，学会でもかなり大きな議論があり，グローバルな診断基準の登場が歓迎される一方で，診断の理論的な背景がはっきりせず羅列的である，マニュアル的な振り分けであって深みがない，簡単には類型化できない現実の精神疾患を単純に割り切り過ぎている，などといった指摘が諸方面から出た。その後 DSM の使用が日常化するにつれ，わが国の臨床家もこれに順応してきたが，こうした批判は潜在的には今もくすぶっている。

　DSM に新たな病名が加わると，その病気に使用される薬剤の市場が広がることから，「DSM と製薬産業が結託して病気を作り出している」という痛烈な非難もアメリカでは聞かれる。

　病気のなかには，長年存在してきたのに病気とは認められず，公式な診断名を与えられてはじめて社会に認知されるものがある。PTSD（Post Traumatic Stress Disorder：心的外傷後ストレス障害）（第 8 章参照）などは，その実態は人類史とともに古いであろうが，精神疾患として認知され予防や治療の必要性が叫ばれるようになったのは，20 世紀後半からであった。DSM などの診断基準は，こうした病気の認知度を高めることに貢献している。しかし，ごく軽い変調や正常との区別が微妙な事態については，ことさら疾患として記載することによって，社会の過剰な反応や警戒感を呼び起こす副作用があることは否めない。

　また，診断基準の改訂にあたって精神医学研究の新たな進歩を取り入れるのは当然であるが，DSM はアメリカの学会動向を反映して極端な

変更を行うことが多い。DSM-Ⅳが「神経症 neurosis」という用語を一挙に廃止したことは一例である（第7，第8章参照）。「気分障害 mood disorder」という言葉は DSM-Ⅳ で導入されたが，わが国でこの言葉がようやく定着した頃になって DSM-5 はこの言葉を廃止した（第5，第6章参照）。DSM は今では世界的な影響力をもっており，わが国でもその日本語訳に則った診断が広く行われているだけに，改訂のたびに用語や概念が変更されることによる混乱は小さくない。

　DSM-Ⅲ以来の多軸診断方式は，前述の通り個々のケースを多角的にみたてようとするもので，「複雑な現実を単純化しすぎている」という批判に対する対策を示すものと評価されたが，DSM-5 では多軸診断についての記載が削除された。この種の「改悪」が一部からは批判されている。また，DSM と ICD の間にところどころ不一致があることにも注意を要する。

　こうした点をふまえ，本書では DSM と ICD の大枠に準拠しつつ，必要に応じて追加情報を織り込んでいくこととする。DSM の具体的な内容については，巻末の付録を参照されたい（p. 254）。

2．精神疾患の原因について

（1）　精神疾患の原因論

　医学が飛躍的に発展した今日でも，病気の原因についてどこまでわかっているかは病気による違いが大きい。たとえば結核という病気は，結核菌という病原体の感染によって起きることがわかっており，逆に結核菌という原因の存在を証明することによって診断が確定する。

　一方，糖尿病という病気はインスリンというホルモンの不足による慢性的な高血糖と，糖代謝異常による各種の症状によって定義される病気であるが，その原因については未知のことが多い。現在はインスリン不

足が生じるメカニズムによって1型と2型を分けている程度であるが，いずれ研究が進めば原因を踏まえたより精緻な分類が提唱されるのかもしれない。

　精神疾患の原因については，解明されていない場合が非常に多い。DSM分類の基本方針として，原因よりも症状を重視することにしたのもこのためであり，未知のことや異論の多い現状において原因に関する議論が起きると，収拾がつかなくなることを警戒したのである。

　とはいえ，精神疾患の原因についてあらましを知っておくことは重要であり，それによって学習の見通しもよくなるであろう。ここではとりわけ先天的要因と後天的要因の関連を中心に，概略を見ておこう。

　図 2-1 は，先天的要因と後天的要因が，個々の疾患の発症にどの程度関わっているかを示した概念図である。先天的要因としては遺伝が最も重要であるが，ほかにも染色体異常や在胎中の母体の病気などさまざまなものがある。後天的な要因はさらに多彩であり，出生後の療育環境や成長期の家庭・学校での体験，成人後のライフイベント・ストレスやトラウマ体験などありとあらゆる要素が含まれる。

　かつての日本人は精神疾患と言えば「血筋」すなわち遺伝や血統を連想する傾向が強かったが，最近はストレスやトラウマを重視する傾向が強まっている。実際はどうなのだろうか。

　図の左端に位置するハンチントン病は，先天的要因によって発症する精神疾患の代表例である。この病気は主に中年期に発症して大脳深部の細胞の脱落が進行していくもので，舞踏病などと呼ばれる独特の不随意運動とともに多彩な精神症状を呈する難病である。この病気は常染色体優性遺伝の形式をとる遺伝病で，もっぱら遺伝のみで発症が決まり，環境要因に左右されない。

　一方，右端近くに位置するものとしてPTSDが挙げられる。PTSD

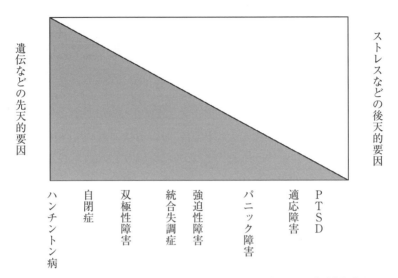

図2-1　精神疾患の発症に関する先天的要因と後天的要因の相対的寄与
（概念図であり，疾患の順位や互いの隔たりの程度は厳密なものではない。）

は戦争体験や大災害への被災など命に関わる外傷的な体験（トラウマ体験）への反応として発症するものであるから，後天的要因の影響がきわめて大きい。ただ，同様のトラウマ体験に遭遇しながらPTSDを起こさない人もあり，そうしたストレス耐性に関してはもって生まれた先天的な資質も影響している可能性がある（第8章参照）。

　このように図の両端に位置する病気も存在するものの，大多数の疾患は図の中央部に散らばっていることに注目したい。これらの疾患は，先天的な要因と後天的な要因がこもごも作用して発症に至ると考えられている。発症の原因やメカニズムが解明されていない疾患について，このような推論が可能であるのは不思議にも思われようが，家族内の発病に関する情報を収集し，双生児研究その他の手法によって詳しい分析を行

うことによって，原因不明の疾患に関しても遺伝要因の寄与の程度を推測することができるのである。そうした研究の結果，たとえば統合失調症の発症については先天的要因と後天的要因がいずれも関与するといったことがわかってきている（第 4 章参照）。

　「遺伝も環境もどちらも関わっている」などと聞くとひどく複雑なことのように聞こえるが，実は多くの生活習慣病もこれと同じである。糖尿病や高血圧の発症に，先天的な体質が関わっていることは，誰でも経験的に知っている。家族や親戚のなかにこれらの病気が多ければ，自分にもそうした傾向が遺伝しているかもしれないと考えて用心する。具体的には，糖尿病なら糖質やカロリーのコントロール，高血圧なら塩分制限などを行い，後天的要因の負荷の低減に努めるだろう。糖尿病や高血圧が先天的な体質だけで決まるのではなく，後天的な要因が加重されて発症することを踏まえた予防戦略である。

　多くの精神疾患も，基本的にはこれらの病気と似た仕組みで発症すると思われる。ただ，残念ながら，糖尿病における糖質の取り過ぎ，高血圧における塩分の取り過ぎにあたるような特異的な有害因子が精神疾患では見つかっておらず，予防の焦点を絞ることができないところに限界がある。今後の研究の進歩が望まれるところである。

（2）　伝統的分類〜外因・内因・心因

　DSM や ICD の登場以前にはグローバルに通用する診断基準が存在しなかったことは，前節に述べた通りである。その時期の精神疾患の診断はどのような考え方で行われていたのだろうか。

　わが国は，江戸時代にはオランダから伝えられる蘭方を通してヨーロッパ医学に触れていたが，明治に入ってからは当時最先端と考えられたドイツの医学を熱心に取り入れた。この事情は精神医学においても同

表 2-2　精神疾患の原因に基づく伝統的な分類法

類型	原因	含まれる疾患の例
外因	物理化学的・身体的原因	身体疾患に伴う精神症状（症状精神病），脳の器質疾患，てんかん，物質関連障害
心因	心理的原因	適応障害，PTSD，死別反応反応性精神病，
内因	未解明の脳の機能変調	統合失調症，双極性障害
その他	知能の発達やパーソナリティの障害	精神遅滞，発達障害，パーソナリティ障害

様であり，1980年代に DSM が入ってくるまでの診断体系は概ねドイツ医学に倣ったものだった。

　クレペリン（Kraepelin, E）に代表される伝統的なドイツ流の精神医学においては，DSM が症状を重視するのと対照的に，精神疾患をその原因に応じて外因・内因・心因・その他に四分した（**表 2-2**）。

　このうち，外因は外部の物理化学的・生物的原因を意味する。物質や薬物（たとえばアルコールや覚醒剤）の摂取が外因に数えられるのは当然として，自分自身のけがや身体疾患，さらには脳の病気まで外因とされるのは，ややわかりにくいかもしれない。ここでいう外部とは，精神活動を1つのまとまりと考えた時に，その外側にあるという意味合いである。脳腫瘍のために脳が圧迫されて精神活動が妨げられるといった場合，腫瘍の実体は自分の身体の内部に存在しているが，精神活動を遂行するうえでは外から邪魔をするものと感じられるであろう。治療に関しても，腫瘍そのものは精神医学的な治療の埒外にあり，脳外科手術や抗がん剤，放射線などでコントロールするほかない。精神医学的な治療の

対象となるのは，あくまで腫瘍の影響のもとに生じた精神活動の不調である。

　心因は心理的原因のことであり，各種の心理的葛藤や心理社会的ストレスから生じる疾患がこれに属する。PTSD は戦争や災害など，外の世界の大きな事件がきっかけとなることも多いが，症状を引き起こすのはそれらの事件が引き起こした心理的外傷であるから，典型的な心因疾患と言える。

　最もわかりにくいのは内因であろう。これに関しては統合失調症を念頭において考えるのがよい。統合失調症は精神医学における最大のテーマのひとつであり，その原因についてもさまざまな議論があった。今日でも未知の部分が多いものの，外因や心因ではこの病気を説明できないことが，研究が進むにつれてはっきりしてきた。そこでクレペリンらは，この病気が当時は未解明の脳機能の異常と考え，これを内因として括ったのである。

　内因とはこのような意味であるから，いずれ「脳の機能異常」の正体が明らかになった時には，内因と外因の区別は意味を失うかもしれない。ドーパミン仮説（第 4 章参照）に代表される研究の進歩は，そのような方向への前進を意味している。また，当事者の闘病の構えとしても，内因性疾患を外因に準じて扱うことがヒントになるかもしれない（第 4 章参照）。

　以上のいずれにも属さない「その他」のなかには，知能の問題やパーソナリティの偏りが含まれる。外因・心因・内因に属する精神疾患が，健康な発達を遂げたのちに罹患するものであるのに対して，「その他」に属するものは発達のプロセスやその結果に何らかの不具合があることを想定している。なお，DSM の多軸診断における第 2 軸の内容は，ちょうどこの「その他」に相当するものであった。

　精神疾患の原因に着目したこのような伝統的分類は，DSM や ICD による診断が主流となって以来あまり用いられなくなっている。しかし，症状に重きを置いた操作的診断基準の弱点を補完する意味で，現在でも参考になるものである。

　たとえば，DSM でうつ病と診断されたケースは，外因・心因・内因のいずれに属するだろうか？

　「いずれもありうる」というのが正解である。

　今日では職場などでの過剰なストレスが背景となって心が折れるといった，心因性の背景から来るうつ病が注目を集めているが，クレペリンが確立したもともとの分類体系においては，うつ病は内因性疾患とされていた。一方では血管性うつ病など外因性と考えられるうつ病もあり，なかにはパーソナリティの偏りに強く影響されてうつ病を繰り返す例もある。

　DSM はこうした背景の違いを考慮せず，症状が揃えば「うつ病」と診断するから，病名を見ただけでは事情がわからない。事情がわからなくては的確な援助はできないであろう。個々の患者の事情に応じた適切な援助を計画するためにも，その患者の「うつ病」が上記のいずれに属するものかを検討することには意義がある（第 5 章，第 6 章参照）。

　なお，DSM は症状に基づいて診断するのが大原則であるが，なかには疾患の性質上，診断基準のなかに原因が含まれることもある。PTSD が「トラウマ体験」の存在を診断の要件にするのはその一例であり，DSM-Ⅳの「死別反応」（DSM-5 では「単純な死別」）も同様である。どのような基準を採用するにせよ，症状と原因の双方にバランスよく目配りしていくことが大切であろう。

3．診断をめぐるさまざまな問題

（1）「疾患」と「障害」

　DSM や ICD のこれまでの版を見ると「精神疾患」と「精神障害」という 2 つの言葉がしばしば混在している。その異同や相互関係について質問を受けることも多いので，ここで整理しておこう。

　もともと日本語の「障害」という言葉は，「けがや病気のために身体に不可逆の欠損を生じ，それが固定した状態」を指した。交通事故のために片脚を失った，といった状態である。その後，内臓の病気による機能障害なども含まれるようになり，障害に数えられる病態が増加するとともに，必ずしも不可逆ではない病態が障害に含まれるようになった。

　2006（平成 18）年に国連で障害者権利条約が採択されたのを受け，2011（平成 23）年には障害者基本法が改正されたが，そこでは「障害者」を定義して「身体障害，知的障害，精神障害（発達障害を含む）その他の心身の機能の障害がある者であって，障害及び社会的障壁により継続的に日常生活又は社会生活に相当な制限を受ける状態にあるもの」としている。

　障害概念にはこのような歴史的変遷があったが，さらに事情を複雑にしたのは翻訳の問題である。DSM-Ⅲ以降，精神疾患の診断名として「○○病」に相当する disease や illness の使用を止め，代わりに disorder という言葉を用いることが定着した。

　disorder は，語の作り（dis-order）からわかる通り「不調」「変調」あるいは「不具合」といった意味合いであり，disease や illness に比べて重症感が少ない（一部の辞書には，わざわざ「（軽い）病気」と注記してある）。DSM が disorder という言葉を採用したのはこのためであり，精神疾患に対する過剰な警戒心を和らげる意味があったものと思わ

れる。

　ところが，DSM-Ⅳを日本語に訳すにあたり，disorder の訳語にあてられたのが「障害」という言葉であった。「精神疾患」と「精神障害」のどちらがより重症に感じられるか，個人差もあるだろうが，「精神障害」の方が重いと感じる人が多いのではないだろうか。disorder を「障害」と訳したため，原語では軽減されたはずの重症感が逆に増強された形になってしまったのである。

　その点を考慮したのであろう，新しい DSM-5 の翻訳にあたっては，たとえば anxiety disorder の訳として「不安障害」と「不安症」を併記し，「障害」を「症」に置き換える工夫がなされている。DSM そのものの邦題も「精神障害」の語を避けて『精神疾患の診断・統計マニュアル』とするなど担当者の苦労が窺われる。

　このような事情を踏まえ，学習にあたっては現行の障害者基本法の障害概念を理解するとともに，個々の疾患名に登場する「障害」は「症」などと読み替え，背景にある disorder の語感を汲むようにしたい。

（2）　あらためて診断とは何か，何のために必要か？

　本章の冒頭で触れた診断の意味について，あらためて考えてみよう。

　診断は，何よりもまず有効な治療を行うために必要とされる。診断をつけることにより，個々のケースに認められる症状や変調を，既知の疾患と関連づけることができる。そうすればその疾患について蓄積されてきた情報を活用して，合理的な治療法を選択し闘病生活の指針を得ることが可能になる。

　このように診断をつけ治療方針を決定することは，かつてはもっぱら医師の責任において行われ，患者はその結果に従うのが当然と考えられた。こうしたあり方をパターナリズム（父権主義）と呼ぶ。しかしその

後の歴史の流れを踏まえ，最近ではインフォームド・コンセント（informed consent）すなわち「十分な情報を伝えられたうえでの同意」という形で患者の自己決定権を尊重するやり方が医療一般の標準となっている。

　「十分な情報を伝える」ことのなかには，当然ながら診断の告知ということが含まれる。わが国では 20 世紀末まで，がんの診断を本人に伝えないことが通例だった。しかしその後，事情が急速に変化し，現在ではがんを含む身体疾患に関する限り，ありのままに診断を伝えることが医療現場の大原則として定着している。

　精神疾患に関してはどうだろうか。これには難しい事情もあり，疾患による違いもあった。たとえばうつ病の場合，「病気ではなく自分の怠け」と考えて自責的になりがちの患者を説得する意味もあり，「うつ病という名の病気」であると伝えることが以前から推奨されていた（第 5 章参照）。一方，統合失調症の場合は病識欠如を伴うことが多いため，本人が診断を理解して受け容れることは概して難しい。まして以前は「精神分裂病」という恐怖心を煽る病名でもあったため，本人に対する病名告知には大きな困難があった。

　2002（平成 14）年になって，精神分裂病という病名はようやく統合失調症に変更された。時期を同じくしてこの病気に軽症化の傾向が見られるようになり，告知しやすい条件が整ってきた。統合失調症の患者に関する最近の調査において，約 80％の患者に対して告知が行われ，約 70％の患者が病名を正しく認識していたとする報告もある（賀古，2014）。なお不十分ではあるものの，以前に比べれば格段の進歩と言えるだろう。

　いずれにせよ，病名の告知は情報を共有する作業のごく一部分に過ぎない。本当に大事なのは，治療という作業そのものが，患者と医師らと

の信頼関係に基づく共同作業として行われているかどうかということである。近年ではインフォームド・コンセントからさらに進んでSDM（shared decision making）が推奨されている。SDMは共同意思決定（協働意思決定と書く例もある）と訳されるもので，上述のような共同作業を診療のなかで実現していこうとする考え方である。SDMは患者の自己決定権を尊重するというモラル上の要請から出発したものであるが，生活上のさまざまな事情を抱えながら長期にわたる養生が必要とされる精神疾患の場合，このような形で患者自身の意図を反映する治療関係こそ，良好な結果を産むものと考えられる。

　SDMの考え方に立てば，診断は一方的に告知するものではなく，双方向的なやりとりのなかで共有すべきものである。そのように用いれば，診断は患者と医師らの共通の課題を象徴するものとして役立つだろう。一方，パターナリスティックな関係のなかで診断を一方的に告知するならば，いたずらに不安を煽って患者を苦しめることにもなりかねない。第15章で触れるように，精神疾患の診断はスティグマ付与につながる危険を常にはらんでいる。

　診断は両刃の剣なのである。

参考文献

ⅰ）American Psychiatric Association（編），高橋三郎，大野　裕，染矢俊幸（訳）：DSM-Ⅳ精神疾患の分類と診断の手引．医学書院，東京，1995

ⅱ）American Psychiatric Association（編），高橋三郎，大野　裕（監訳），染矢俊幸，神庭重信，尾崎紀夫ほか（訳）：DSM-5 精神疾患の分類と診断の手引．医学書院，東京，2014

ⅲ）American Psychiatric Association（編），高橋三郎（監訳）：DSM-5 診断面接ポケットマニュアル．医学書院，東京，2015

ⅳ）賀古勇輝，大久保　亮，清水祐輔ほか：統合失調症患者の病名告知に関する多施設調査．精神神経学雑誌 116：813-824，2014

ⅴ）中山健夫（編）：これから始める！　シェアード・ディシジョンメイキング 新しい医療のコミュニケーション．日本医事新報社，東京，2017

🔔 学習課題

- 個々の精神疾患について，DSM の記述と ICD の記述を比較してみよう。
- 各種の精神疾患をとりあげ，外因・心因・内因のいずれに属するか考えてみよう。
- 精神疾患の診断を患者に伝えるうえで，どのような注意や配慮が必要か考えてみよう。

3 | 精神疾患の治療

石丸昌彦

《**目標＆ポイント**》 精神疾患の治療のあり方について基本的な考え方を学ぶ。特に薬物療法と精神療法という二本の柱に注目し，それぞれの療法の目的・有用性・有害作用・限界について知る。薬物療法と精神療法の相補的な関係や多職種連携の意義についても理解しておきたい。

《**キーワード**》 薬物療法，向精神薬，プラセボ効果，精神療法，認知行動療法

1. 精神疾患の治療と患者の回復

　精神疾患の治療について学ぶにあたり，あらかじめ知っておきたいことをいくつか挙げておこう。

（1） 個々の患者の生活事情に配慮すべきこと

　精神疾患の発症や経過は，その人の生活背景と密接に関わっていることが多い。従ってその治療においても，単に医学的な治療を原則に従って提供するだけでなく，その人の生活事情を考慮に入れた治療のあり方を工夫する必要がある。また，精神疾患の治療は生活を支える福祉的援助と不可分であり，精神保健福祉の視点が常に必要とされる。精神症状が生活上の問題の表れである例は多く，そうした問題を解決することによって精神症状が自然に消退することも珍しくない。逆にそうした問題が解決されなければ，治療がいたずらに長引くこともしばしば起きる。

（2）　必要な時間をかけて治るのを待つこと

　精神疾患の治療においては，薬物療法が劇的に奏効して短期間に病気が快癒することもあるものの，長い時間をかけて健康のバランスを回復していくケースが実際には多い。医者が患者を「治す」というよりも，患者が「治る」のを医療者が手助けするといったモデルのほうが現実に近く，それだけに患者が主体性と自己効力感を維持しつつ養生できるような配慮が求められる。第2章で述べた SDM（shared decision making）は，この意味でも有用な考え方である。

（3）　薬物療法と精神療法は相互補完的なものであること

　薬物療法と精神療法は精神科治療の2本の柱であるが，この両者が相互に対立するものではなく，互いに支えあい補完しあうものであることを理解しておきたい。

　筆者が長く勤めた東北地方の精神病院には，昭和初期にこの病院が開かれて以来のカルテがすべて保存されていた。書庫に入ってそれらを閲覧して気づいたのは，古い時代のカルテが一様にとても薄いことだった。有効な治療法のなかった時代には入院させても医療行為の手段が乏しく，そのためにカルテも薄かったのである。

　その状況が変化する最初の節目は 1950 年代であった。後述する通りこの時期に抗精神病薬が開発され，統合失調症などに対する薬物療法が行われるようになった。その処方内容が漏れなく記載されるようになったため，カルテは急激に厚くなりはじめる。

　これに数年遅れて第2の節目が認められた。薬物療法によって症状が改善した患者に対して，個人・集団の精神療法や作業療法など，以前にはなかったさまざまな働きかけが開始され，その詳しい記載によってカルテがさらに分厚くなったのだった。

このことからもわかる通り，統合失調症は治療薬が開発されるまでは精神療法の歯が立たない難病であった。しかし，薬物療法によって症状がおさまり患者との意思疎通が回復してくると，その成果をふまえて精神療法を行うことが可能になったのである。薬物療法と精神療法の間には他にもさまざまな形での相互作用があり，互いに補いあって働いている。

（4）　人間関係こそ最良の薬

言うまでもないことながら，精神疾患からの回復にあたっては，良好な人間関係に裏づけられた日常生活のなかでの支援が，医療の提供する治療に勝るとも劣らぬ力となることを常に銘記しておきたい。

2．薬物療法とその他の身体的治療法

（1）　薬物療法の発展

薬物療法は今日では精神疾患の治療にあたって不可欠のものとなっているが，その本格的な歴史はまだ浅いものである。薬草による治療は古くから行われたが効果は限られていた。20世紀に入ってバルビツール酸が発見され睡眠薬として重用されたが，あまりに強力であり誤用や乱用の危険の大きなものだった。

1952（昭和27）年，クロルプロマジンと呼ばれる薬物が統合失調症の幻覚や妄想を抑えることが報告され，これが本格的な精神科薬物療法の幕明けとなった。その後，クロルプロマジンに続いて多くの抗精神病薬が開発され，統合失調症は外来で治療できる疾患となっていく。抗精神病薬は瞬く間に世界に広がり，統合失調症の予後を劇的に改善した（第4章参照）。

統合失調症は精神科の入院患者の過半を占めていたため，その外来治

療が可能になったことにより，精神科病床の必要性が大きく減じることになった。この時期以降，欧米では精神科病床数が顕著に減少し，病院においても従来の閉鎖的処遇から開放的処遇への転換が進んだ。こうした一連の動きを筆者はクロルプロマジン革命と呼んでいる。わが国では地域精神医療への転換が著しく遅れたこととあわせ，この間の歴史的事情については第15章であらためて振り返る。

　その後，抗精神病薬に続いて**表3-1**に示すような各種の治療薬が次々に開発され，臨床に応用された。これらの薬は偶然に発見されたものが多かったが，そうした薬が作用するメカニズムを検討することにより，精神疾患の発症メカニズムの研究も大いに進んだ。統合失調症のドーパミン仮説はその一例である。このようにして20世紀中頃以降，薬物療法の発展に刺激された生物学的な方向からの精神疾患の研究が盛んになり，現在に至っている。

（2）　向精神薬とその特徴

　ヒトの精神活動に影響を与える物質を総称して向精神物質と呼ぶ。酒や覚醒剤も向精神物質の一例である。向精神物質のうち精神疾患の治療に用いられるものを向精神薬と呼ぶ。向精神薬は，その特徴に従って**表3-1**のように分類される。

　薬という異物が人体にもたらす効果のうち，人間にとって好ましいものを主作用あるいは単に作用と呼び，好ましくないものを副作用あるいは有害作用と呼ぶ。一般に，薬には必ず副作用があることを忘れてはならない。「クスリ」を反対から読めば「リスク」であると，リスクマネジメントの観点から指摘される通りである。向精神薬にも当然ながら副作用があり，その代表的なものを**表3-1**に示した。

　何が主作用であり何が副作用であるかは，時によって異なることがあ

表 3-1 向精神薬とその分類

名称	種類（化学構造）	主な効用	適応となる障害・症状	主な副作用
抗精神病薬	フェノチアジン系 ブチロフェノン系 非定型抗精神病薬	・幻覚や妄想を抑える ・興奮を鎮静する ・統合失調症の再燃を予防する	統合失調症 各種の幻覚妄想状態 躁病エピソード	錐体外路症状（パーキンソン症状） 副交感神経遮断作用（便秘、口渇、不整脈など） 眠気
抗うつ薬	三環系 SSRI SNRI	・抑うつ症状を改善する ・パニック発作を抑制する ・強迫症状を軽減する	うつ病 パニック障害 強迫性障害	
抗不安薬	ベンゾジアゼピン系	・不安を軽減する	さまざまな原因による不安症状	眠気、脱力、薬物への依存
睡眠薬	ベンゾジアゼピン系	・睡眠を促進する	不眠症状	眠気（翌日へのもちこし）、脱力、薬物への依存
抗てんかん薬	ベンゾジアゼピン系	・てんかん発作を抑制する	てんかん	眠気、脱力
気分安定薬	リチウム ベンゾジアゼピン系	・躁うつの気分の波を抑える	双極性障害	眠気、脱力

※ 種類、適応、副作用は代表的ないくつかの例を掲げたものであり、実際にはるかに多様かつ複雑である。

る。三環系抗うつ薬（第5章参照）は強力な抗コリン作用をもち，これによる排尿困難は副作用として重要なものであるが，これを逆手にとって三環系抗うつ薬を夜尿症などの治療に用いるのはその一例である。いずれにせよ，薬の作用と副作用をよく比較検討し，利益のほうが大きいとの判断に基づいて薬を用いるのが正しい姿勢と言える。

　なお「漢方薬には副作用がない」という主張を聞くことがあるが，これは誤りである。漢方薬は西洋医学とは異なる独自の治療観と経験則に支えられ，個々の患者の事情にあった体質改善を図るものである。精神科臨床においても期待され利用が広がりつつあるが，時として有害な結果をもたらすことは他の薬剤と変わりがない。

　向精神薬を精神疾患の治療に用いる際，薬の選択は病気の種類よりも，症状に応じて決まることが多い。抗精神病薬は幻覚や妄想などの精神病症状を抑える作用があり，統合失調症の治療に不可欠であるが，他の病気でも幻覚や妄想がある場合には用いてよい。覚醒剤精神病，アルコール依存症に伴う幻覚，各種の譫妄などがその例である。また抗精神病薬には強い鎮静作用があることから，躁病エピソードの治療にも用いられる。

　同様に，抗うつ薬はうつ病の治療における主役であるが，なかにはパニック発作を抑制する作用や強迫症状を改善する作用を併せもつものがあり，パニック障害や強迫性障害の治療に用いられている。

　このように向精神薬は症状に応じて選択され，さまざまな疾患に広く使用されるのが通例である。ただし似たような症状であっても疾患が違えば，必要とされる用量や服用スケジュールが異なる場合があるので注意しなければならない。

　前述の通り，薬は服用による利益が有害作用のリスクを上回るとの判断に基づいて用いるべきものであるが，疾患の種類もまたこうした判断

表 3-2　向精神薬の必要性

疾患	向精神薬	必要性・有用性	備考
統合失調症	抗精神病薬	原則として必要	他に有効な治療法がなく、放置すると予後不良であるため、適切な薬物療法が最優先される。
双極性障害	気分安定薬	多くのケースで必要	気分の波を予防して生活を安定させることが望ましく、薬物療法を積極的に考慮すべきである。
うつ病	抗うつ薬	多くのケースで有用	症状を軽減し回復を早める効果が期待される。軽症例では認知療法も同等に有効とされる。
パニック障害	抗うつ薬，抗不安薬	多くのケースで必要〜有用	早期にパニック発作を抑制し、広場恐怖や抑うつ症状の進展を予防することで予後の改善が期待される。
全般性不安障害	抗不安薬	一部のケースで有用	薬物療法以外の治療法を優先する。抗不安薬は短期的な服用や頓用や頓用[*]であれば有効な場合がある。

※ 毎日決まった時間に飲むのではなく、必要に応じて随時服用することを、頓用または頓服と呼ぶ。

表3-3　向精神薬の特徴

【薬理学的特性】 ・精神症状を標的とするため効果の評価が難しく，身体的な副作用のほうが目立ちやすい。 ・作用・副作用の個体差が大きい。 ・服用開始から効果発現まで時間のかかるものがしばしばある。 **【心理社会的特性】** ・医師と患者の関係に左右されやすい。 ・患者の生活や心理の状況に左右されやすい。 ・偏見や過度の期待をもたれやすい。

に影響を与える。たとえば統合失調症の診断が確実な場合には，抗精神病薬による薬物療法をすみやかに行うことが強く求められる。統合失調症の場合，抗精神病薬の治療効果は確実な根拠によって立証されているうえ，薬物療法に代わる他の有効な治療法が存在せず，仮に未治療で放置するならば病気が進行して深刻な結果をもたらす危険が大きいからである。

　このように，①薬物療法の効果が立証されているか，②他に代わり得る治療法があるか，③治療しない場合のリスクはどれほどか，といったことが薬物療法の必要性を判断するポイントとなる。こうした観点から考えた場合，代表的な精神疾患に対する薬物療法の必要性は**表 3-2** のように整理できる（詳細は各疾患の該当章を参照のこと）。

　向精神薬のその他の特徴を**表 3-3** にまとめた。

（3）　向精神薬の作用と神経伝達のしくみ

　向精神薬の大部分のものは，脳内の神経伝達を促進または抑制することによって作用を発揮する。従って，神経伝達のしくみについてあらましを知っておくことは，向精神薬について理解する大きな助けとなる。

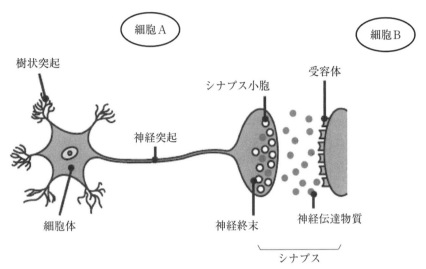

図 3-1　神経細胞と神経伝達物質

　ヒトの大脳は 100 億個以上の神経細胞（ニューロン）が織りなす巨大なネットワークである。個々の神経細胞は**図 3-1** に示した独特の形をもち，星形の細胞体に多数の樹状突起と 1 本の長い神経突起を備えるのが典型的な形態である。樹状突起と神経突起は他の神経細胞との間に神経接合部（シナプス）と呼ばれる構造を形成し，樹状突起は情報の入力路，神経突起は出力路として働く。神経細胞は樹状突起を介して入力信号を受けとり，これを処理して 1 個の出力信号に変換し，神経突起を介して出力信号を他の細胞に伝える。こうした情報伝達の巨大な集積が，脳というコンピュータの働きとなるのである。

　こうした情報伝達は，神経細胞内では膜電位の変化によって電気的に行われるが，シナプスにおいては神経伝達物質と呼ばれる微小な物質によって化学的に遂行される（**図 3-1**）。すなわち，ある細胞（**図 3-1A**）

の神経突起の先端から放出された神経伝達物質は，隣接する細胞（**図3-1B**）の表面にある受容体と結合し，これが引き金となって細胞Bの内部に一定の変化が引き起こされる。このようにして細胞Aから細胞Bに情報が伝達され，そのプロセスのなかで神経伝達物質はリレー競走におけるバトンのような働きを果たしている。

　神経伝達物質と受容体との組み合わせはカギとカギ穴にたとえられるように厳密に決まっている。一方，同じ神経伝達物質に対してタイプの違った複数の受容体が存在しており，このような受容体の多様性によって多彩なパターンの情報伝達が可能になる。神経伝達物質と受容体の結合は一時的なものであり，神経伝達物質はいずれ受容体から離れ，再吸収されるなどしてシナプスから除去される。

　神経伝達物質としては，これまでに100種類近くの物質が発見されている。その主なものについては，それぞれの疾患や治療薬とあわせて解説する。

（4）　薬の効き目の検証法

　薬の効き目に関しては，しばしば心理的要因が重要な影響を与えることを誰しも経験しているであろう。後でも述べるように，こうした効果（いわゆるプラセボ効果）は治療上，重要な意義をもつものであるが，個々の薬理学的な働きを評価するうえではノイズ（雑音）の一種である。プラセボ効果は一般に思われている以上に大きなものであることが多い。このため，新薬の有効性を評価する際などにはプラセボ効果を除去するためにさまざまな工夫が必要となる。

　薬のヒトに対する効果を検証する際には，対象者を服薬群（実験群）と非服薬群（対照群）の2群に分けて効果を比較するのが常道であり，このとき両群間に年齢・性別・身体条件・健康状態などの系統的な差が

生じないよう留意せねばならない（ランダムサンプリング）。服薬群には真の薬，対照群には偽薬（プラセボ）を服用させるが，偽薬は検証の対象である薬用成分を含まないこと以外は，外見や味・臭いなどいっさい真の薬と区別がつかないようにする。さらに，個々の被験者に渡される薬が真の薬であるか偽薬であるかは，被験者自身はもとより薬を渡す担当者にもわからないようにしておく（ダブルブラインド）。

このように厳重な注意を払って得られたデータを統計学的に分析し，十分な有意差が認められた時にはじめて薬が「効いた」と結論されるのである。

なお，新薬の開発にあたっては治療上の有効性ばかりでなく，副作用や他の治療薬剤との相互作用についても十分検討する必要がある。副作用や相互作用に関する情報は，薬の発売後にも随時更新され現場に周知されるので，臨床家は常に注意を払っていなければならない。

（5）　電気ショック療法（電気けいれん療法，電撃療法）

身体に働きかける治療法としては，薬物療法の他に電気ショック療法（電気けいれん療法，電撃療法）が挙げられる。以前行われていた各種のショック療法や脳手術は向精神薬の登場とともに廃れたが，電気ショック療法は有効性と安全性が再評価され，うつ病や統合失調症の治療に活用されている。

電気ショック療法は頭部に電極をあて 100 V の電圧で数秒間通電するもので，そのまま行えば患者はてんかんの大発作（全身強直間代発作）と同様の激しいけいれん発作を起こし，意識を失う。統合失調症などの患者が何らかの理由で大発作を起こすと，精神症状が改善する例のあることが経験的に知られており，これを人工的に起こすという発想から生まれたものだったが，そのまま行えば患者に非常な恐怖をもたらすこと

は言うまでもない。

　そこで最近の電気ショック療法では，あらかじめ麻酔によって患者を眠らせ，筋弛緩薬を投与して全身けいれんを予防したうえで，ただ数秒間の通電のみを行う。こうして無用の恐怖や苦痛を患者にもたらすことを避けつつ，一定のスケジュールで通電を繰り返す方式が実施されている。

　このような修正型電気けいれん療法（m-ECT；modified Electro Convulsive Therapy）は効果が大きく即効性があるうえ，実施前後の健忘以外にはこれといった副作用がないという利点がある。希死念慮や焦燥感の強いうつ病の治療に特に適する他，統合失調症の緊張型の治療にも有効とされる。

　修正型電気けいれん療法は，麻酔薬や筋弛緩薬を用いるため，手術に準じた設備や人員が必要であるなど不便な点もあるが，病気や症状によってはもっと活用されてよい治療法である。アメリカでは，うつ病の再発予防を目的として，この療法を外来で行っている例もある。

3．精神療法

（1）　日々の臨床に織り込まれた精神療法的配慮

　本章の冒頭で述べたように精神疾患の治療にあたっては，強力な治療手段によって「治す」というよりも，患者自身の「治る」力が発揮されるよう援助することが適切である場合が多い。そのような過程においては医師や心理療法家の治療的な働きかけばかりでなく，患者をとりまく人間関係のなかで与えられる日常的な励ましや支えこそ，回復の後押しをするものとして重要であろう。

　こうした裾野の広がりを意識しながら，広い意味での精神療法について考えてみたい。

　第1章で見た通り，わが国の都市部では精神科などの診療所（クリニック）が急増した。都市部では駅前のビルの一室など通院に便利な場所に開業する例も多く，とりわけ外来診療はこうした診療所が主たる場所になっている。

　こうした診療所を初めて訪れる際，患者の側には症状としての精神的な不調に加え，未知の場所へ出かけて，初対面の相手に私的な事情を開示することへの不安があるだろう。そうした心理に配慮して不安を和らげることには，重要な治療的意義がある。礼儀正しく明るい態度で親切に患者に接することは，モラルやマナーとして重要なばかりでなく，その後の関係を良好に保ち治療効果を増すためにも欠かせない心得である。

　そのような配慮をもって開始された診療は，しばしばその構造自体が治療的な意義をもつ。医師やカウンセラーなどの専門家が，専門的な知識と技術を携えて援助にあたってくれることで，患者の不安はかなりの程度低減する。さらに，医療職や心理職には厳格な守秘義務が求められ，心理臨床の場面では道徳的な批判よりも共感的な理解が優先されるから，患者や来談者は他所では明かせない悩みや相談を安心して語ることができる。ある精神医学者が，「診療においては薬よりもまず主治医が処方される」と述べたのは，こうした意味を含んでいる。

　診療が進むにつれて問題の所在が明らかになり，診断や治療方針が告げられることも，同様に不安を低減して自己効力感を高める効果をもつ。SDMの考え方に従って診療が行われるならば，そうした効果はいっそう増すであろう。

（2）　薬物療法の心理的意義
　診療の終わりにあたって薬剤の処方が行われることが多いが，これま

た大きな心理的効果を伴うものである。

　実際の薬の効果は本来の薬理効果だけでなく，服薬にまつわる心理的効果が加わって発揮される。「効くと思って飲んだ薬はよく効く」ということがあり，時には「ただの砂糖や小麦粉を『薬』と称して飲ませたら本当に効いた」などという話も耳にする。暗示によるプラセボ効果（偽薬効果）と呼ばれるもので，偽薬などと言えばいかにも怪しげであるが，現実には向精神薬に限らずあらゆる薬剤につきものの現象である。鎮痛薬や降圧薬など多くの身体治療薬の効果も，何割かはプラセボ効果によるとの報告がある。

　外来診療の場合，処方された薬を患者がもち帰って服用する際には，診療にあたって交わされた会話を始めとして，通院にまつわる日頃の経験が自ずと連想されるだろう。円満な治療関係のなかで励ましを経験していればそれが想起され，不快な体験があればそれが想起される。これを服薬の度に繰り返すとすれば，それによってプラセボ効果の程度や方向が大きく左右されることに不思議はない。「○○先生のお薬」といった言い回しは，こうした機微を象徴的に表している。

　前述の通り，新薬候補の効果を検証する際にはプラセボ効果は評価の妨げになるノイズ（雑音）であり，ランダムサンプリングやダブルブラインドなどの手法を使って慎重に除去せねばならない。しかし臨床の場においては，処方の効果を高めるためにプラセボ効果を適切に活用する工夫が求められる。

　一方，統合失調症のように長期にわたる服薬が必要となる病気では，しばしば患者側の拒薬や怠薬が問題になることがある。こうした場合，なぜ薬を飲みたくないのかという患者の心理に焦点をあてることにより，患者のもつ不安や治療関係に対する不満が浮かび上がってくることがしばしばある。

このように薬物療法には，薬というツールを用いた医療者と患者のコミュニケーションという側面があり，これを活用して治療効果を高めるのも精神療法的な実践の一部である。

（3） 精神療法（心理療法）のさまざまな流れ

精神療法（心理療法）にはさまざまな流れがあり，絶えず発展を続けている。

ロジャーズ（Rogers, C）の創始した来談者中心療法は，心理療法の一流派としてばかりでなく，心理臨床の共通の土台として広く受け入れられている。精神科診療においては，重篤な精神疾患のために「来談者中心」におさまらないアプローチが必要とされることも多いが，傾聴や共感的理解といった基本的な考え方は精神科臨床にも大きな影響を与えてきた。近年の臨床場面では，もともと健康水準の比較的高い人がストレス状況のなかで一時的な不調に陥る例が増えており，そうしたケースではとりわけ来談者中心療法の応用範囲は広い。

フロイト（Freud, S）の創始した精神分析療法は，ヒトの精神構造やその発達に関する精緻な理論をもち，とりわけ無意識の欲動を重視して精神活動を読み解こうとするものである。深層心理学的な解釈を駆使して，精神疾患の不可解な症状や患者の行動を説明するところには大きな魅力があり，とりわけ神経症の臨床と研究は一時，精神分析の独壇場の観があった。一方で精神分析的な解釈は客観的な根拠を示すことが難しく，しばしば独断に陥りがちとなる欠点があった。このため20世紀後半に生物学的精神医学が台頭するにつれ，以前の勢いを失ってきている。

フロイト流の寝椅子を用いた自由連想法を本格的に行う治療家はわが国では少なく，精神分析の考え方を取り入れた力動的精神療法の形で，

主として心因性疾患の治療に活用されている。

　行動療法は精神分析とは対照的に，外部から観察可能な行動に焦点を
あわせ，問題行動の修正を図るものである。対象者の行動を十分観察し
て現状を把握し，望ましい行動に対しては強化子（報酬）を与え，望ま
しくない行動に対してはこれを手控えるといった平明なやり方をとる。
自閉症など発達障害のある子どもの行動変容に効果をあげて注目され
た。最近では，かつて難治とされた強迫性障害に対しても有効性が示さ
れている。

　認知療法はその名の通り個人の状況認知パターンに注目し，これに働
きかけていく治療法である。同じ状況やできごとにさらされても，その
状況やできごとをどう認知するかによって，ストレス反応のあり方が違
うという観察が出発点となっている。自分自身の状況認知のパターンや
くせを振り返り，たとえば自分にとって不利な情報を選択的に取り込む
といった傾向が見いだされた場合には，中立的な方向に認知を修正する
よう反復練習する。

　認知療法は特にうつ病の治療や予防に対する効果が注目され，軽症例
では抗うつ薬と同等ないしそれ以上の効果があると指摘されている。行
動療法と組み合わせて認知行動療法の形で実施されることも多く，うつ
病以外にもパニック障害やその他の不安障害，ストレス障害などの治療
に広く応用されている。わが国では本格的な認知療法を行う医療機関は
まだ少ないが，多くの治療者が認知療法的なアプローチを日常診療に取
り入れているものと思われる。

　こうした精神療法は医師自身が行う場合もあり，また医師の指示のも
とに臨床心理士などの心理スタッフが行うこともある。医師が薬物処方
とケースの全般的管理を担当し，心理スタッフが精神療法（心理療法）
を行う方式を AT スプリットなどと呼ぶが，こうした場合に医師と心

理スタッフの間で十分な情報交換と意思統一が必要であることは言うまでもない。各種の精神療法が発達するとともに心理検査の需要も急増する現状のなかで，医療現場における心理スタッフの必要性はいっそう高まっていくであろう。

　精神療法は診療室のなかで行われるものばかりではない。SST（Social Skills Training：ソーシャル・スキルズ・トレーニング；社会技能訓練）は認知行動療法を精神障害者の社会復帰訓練に応用したもので，デイケア・復職訓練・当事者活動などの現場で広く応用されている（第4章参照）。こうした場合にも，薬物療法と精神療法を柔軟に組み合わせて進めることが重要である。

　最後に，心理教育（psychoeducation）の重要性についても触れておきたい。心理教育とは，患者本人や家族に対して，病気の症状・経過・予後や治療方法・治療薬など，必要とされる情報をわかりやすく伝達することを指す。通常診療の一部として日常的に行うのが本来の姿であるが，現実には必ずしも十分に行われていない場合が多く，その重要性があらためて強調されている。

参考文献

ⅰ）青木省三：精神科治療の進め方．日本評論社，東京，2014
ⅱ）仙波純一：精神科医はくすりを出すときこう考える．日本評論社，東京，2017
ⅲ）堀越　勝，野村俊明：精神療法の基本—支持から認知行動療法まで．医学書院，東京，2012

❗学習課題

- ●向精神薬を1つとりあげ，作用機序・適応となる疾患や症状・治療効果・有害作用などについて詳しくしらべてみよう。
- ●精神療法を1つとりあげ，歴史・理論的根拠・適応となる疾患や症状・利点と欠点などについて詳しくしらべてみよう。
- ●向精神薬の長期的な服用を必要とする患者さんに「実は薬を飲んでいない」と打ち明けられた。どのように対応したらよいだろうか。考えたり話しあったりしてみよう。

4 統合失調症

石丸昌彦

《**目標＆ポイント**》 精神科の入院患者の中では最多を占め，幻聴や被害妄想などの陽性症状や，自発性の低下などの陰性症状を呈しつつ進行する統合失調症について，症状・経過・治療などを学ぶ。ドーパミン仮説などの成因論や，近年注目されている当事者活動にも触れる。
《**キーワード**》 統合失調症，陽性症状と陰性症状，抗精神病薬，ドーパミン仮説，当事者活動

1. 統合失調症の症状と経過

（1） 統合失調症はどんな病気か

　統合失調症は精神疾患のなかでも特に重要なものの1つである。日常の心理からかけはなれた症状を示すので理解しにくい面があるが，決して珍しい病気ではない。発病危険率（平均的な人間が生涯のなかでその病気に罹患する可能性）は0.7〜0.8％と推定され，100分の1に近い数字である。この値は世界的にほぼ共通であり，地域・人種・文化などによる差がほとんどない。人類にとって普遍的な疾患であることがわかる。

　精神科の入院患者に占める統合失調症の割合は特に大きい。わが国の精神科入院患者30万人あまりのうち，60％近くが統合失調症と関連疾患によるものである（**図4-1**）。そのうちの多くが社会的入院（医学的には必要がないのに，引き取り手がないなどの理由でやむを得ず入院を継続しているもの）の状態にあることも大きな問題である。

　外来通院者などを含め全国に70〜80万人の患者がいるものと推測さ

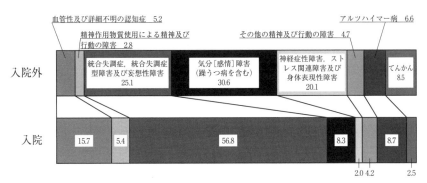

図 4-1　入院および入院外の疾患
(「我が国の精神保健福祉」平成 27 年度版より)

れる。初発年齢は 10 台の後半から 20 台を中心に，30 台前半までの思春期・青年期が大半であり，男女とも同程度に発症する。

　代表的な症状として，実際には存在しない話し声や物音が聞こえてくる幻聴や，「誰かに監視されている」，「つけ狙われている」などと根拠なく思い込む被害妄想が挙げられる。これらは，非日常的な体験が精神活動に付け加わるという意味で陽性症状と呼ばれる。

　陽性症状のなかには「自分の考えや行動を何者かに支配される」とか，「内心の考えや思いが皆に知れわたっている」など，自己の内面と外界の現実との区別が失われるものがしばしば認められ，自我障害と表現される。自我障害は心の内密性や自律性が失われる症状であり，患者に大きな苦痛を与えるものと推測される。

　他方では，感情の生き生きした動きが乏しくなる感情鈍麻や，意欲・自発性の低下，その結果としての無為・自閉などが見られる。これらは，通常の精神機能が低下・欠損するという意味で陰性症状と呼ばれ，生活機能を損なう点で陽性症状に劣らず重大な症状である。

統合失調症の経過のなかでは陽性症状や陰性症状がさまざまな組み合わせで生じ，症状の悪化（「再燃」と呼ばれる）と軽快を繰り返しながら，長い経過をたどっていくのが特徴である。再燃を繰り返す度に社会的機能が低下することが多く，治療しないで放置しておくと重い残遺状態に至ることもある。

統合失調症はこのように深刻な疾患であるうえに，かつては有効な治療法がなかったため，患者はしばしば長期にわたる病院への収容生活を余儀なくされた。1952（昭和27）年にクロルプロマジンが開発されて以来，統合失調症は外来治療の可能な疾患になり，予後が大いに改善された。しかし，この疾患に関する社会の理解は現在なお十分とは言えず，そのことがしばしば患者の社会復帰の妨げとなっている。

（2）　症例

統合失調症の経過は実際にはさまざまである。多くの患者に共通の症状や典型的な経過を踏まえ，架空の例にまとめたものを見てみよう。

■症例

　21歳男性，両親のもとで姉・弟とともに育った。幼児期はあまり手のかからない子で，特に問題もなく成長した。高校卒業後，1浪して遠隔地の大学に進み，1人暮らしをしている。2年生の夏休みに帰省した時，むっつりと浮かない表情で「最近頭痛がする」，「アパートの周囲がうるさくてよく眠れない」などと訴えたため，両親が心配して内科を受診させたが，とくに身体的な問題はないと言われた。

　夏休み中は家でぼんやり過ごしていることが多く，次第に自室にこもりがちになった。母親が覗いてみると，いつもパソコンに向かっており，「レポートをまとめているので邪魔しないでほしい」と不機嫌

に言う。しばらくは本人の言う通り放っておいたが，次第に様子がおかしくなってきた。自室内で何かぶつぶつ呟いたり，時には怒ったような声を出したりしている。昼も夜も断続的にパソコンのキーを叩く音がし，寝ている様子がない。食事がはかどらず，食後はすぐに自室にこもってしまう。もともときれい好きでこざっぱりしていたのに，最近は無精ひげが伸び放題で風呂にも入りたがらない。顔色が悪く表情が険しくなる一方である。

　心配した父親が思いきって部屋に入ってみたところ，室内は乱雑に散らかっており，カーテンを閉め切ったうえ，窓枠をガムテープで丹念に目張りしていた。わけを聞いてもなかなか答えないが，きれぎれの言葉から「監視される」ことを恐れているらしいとわかった。パソコンのインターネット用ケーブルが引きちぎられており，「インターネットでも監視され，いろいろ言われる。最初は抗議のメールを送っていたが，あまりしつこいので監視されないよう回線を壊した」と言う。

　「うるさくて眠れない」と訴えるのを手がかりに説得し，両親同伴で近所の神経科を受診した。医師は両親の話を聞いたうえで本人を診察し，血圧を測るなどしながらいくつか質問をした。本人は黙りこくってあまり返事もしなかったが，「あなたのことを誰かが噂し合っている声が聞こえたりしませんか」という質問には小声で「はい」と答えた。医師は本人には「少しお疲れですね，よく休めるよう薬を出しますから，まずはゆっくり休養しましょう」と伝え，両親には「統合失調症の可能性が大きいが，診断は慎重にしましょう。いずれにせよ薬を飲んで休めば，かなり楽になるはずです」と説明した。さらに副作用の可能性について説明したうえ，心配な変化があった時は電話で相談するよう指示した。

　処方された薬を飲ませたところ，その晩は10時間以上も深く眠っ

た。翌日はぼうっとした様子であったが，3〜4日経つうちに表情が柔らかくなり，「周りがだいぶ静かになってきた」と語った。その後は日ごとに健康な様子を取り戻しているが，まだ疲れやすく集中力が乏しい。夏休み明けに大学に戻れるかどうか医師や家族と協議中である。

（3） 診断と病型

　前述の症例をふり返りながら，統合失調症の特徴を確認してみよう。

　本格的な発症の前に，体調不良や不眠など心身の不調が見られることが多く，これを前駆症状と呼ぶ。このような時期（前駆期）は数日〜数週間続くが，時には数カ月〜数年に及んだとする報告もある。前駆症状はこれといって特徴のない非特異的なものが多く，この段階で統合失調症と診断することは難しい。

　その後，幻聴や被害妄想といった本格的な症状が現れて発症に至る。これが急性期の始まりである。ストレスフルなできごとが発症のきっかけとなることもあるが，特にきっかけの見あたらない場合が多い。急激な変化を見て，家族はストレスへの心理的反応という解釈に傾きがちであるが，統合失調症の幻聴や妄想，これに伴う奇異な行動などは，心理的に了解できないものである。

　急性期の症状が出現したらすみやかに専門医を受診する必要がある。ただし，統合失調症の陽性症状は中毒物質による幻覚などと違って，患者自身は異常とは感じないことが多い。これを病識欠如と言う。病識が欠如し，自分が病気であるという認識のない患者にとって，自分を病気扱いして医者に連れて行こうとする周囲の人間は，迫害に荷担する共犯者に見えるから，なおさら援助を頑なに拒むことになる。このことが統合失調症の治療における大きな困難であった。

　精神科医療に強制的な入院治療の制度があるのは，統合失調症のこう

した実情に対応することが目的の1つであった（第14章参照）。強制入院の制度は，インフォームド・コンセントや自主決定権を尊重する現代の流れに逆行する印象を与えるかもしれない。しかし，統合失調症のように病識欠如を特徴とする疾患の場合，本人の意思に形式的に従っていたのでは治療が成立せず，結局は患者自身の利益を大きく損なうことになるだろう。このジレンマを打開し，重篤な精神疾患の治療を可能にすることが強制入院制度のねらいの1つであった。

　ただし統合失調症に関しては，最近では治療の進歩とともに軽症化の傾向が認められており，病識のもてるケースや当初から外来で治療可能なケースが増えている。

　急性期の症状がおさまると慢性期に入る。慢性期の状態は個人差が大きく，急性期の症状が消退して病前の生活機能を回復する寛解状態に達することもあるが，何らかの変化の残る場合が多い。陽性症状や陰性症状が残存するケースの他，以前よりも元気がなくなって消極的であるとか，疲れやすくて根気が続かないといった微妙な変化が尾を引く場合もある。こうした変化や生活機能の低下は，再燃を繰り返す度に顕著になる傾向があり，統合失調症の治療において再燃予防が特に重視される理由がそこにある。

　症状や機能低下が長期的に持続して固定した場合を，特に残遺状態と呼ぶことがある（DSM-5は慢性状態と残遺状態を区別せず，急性期を脱した後を一括して残遺期と呼んでいる）。

　慢性期・残遺期を通して，統合失調症の経過中に抑うつ症状が見られることは珍しくない。闘病による心身の疲れや，本格的な精神疾患にかかったことによるアイデンティティの動揺，将来を見越しての不安など，さまざまな要因が関わるものと考えられる。

　DSM-5による統合失調症の診断基準を**表4-1**[1]に示す。統合失調症

58

表 4-1　統合失調症の診断基準

A. 以下のうち 2 つ（またはそれ以上），おのおのが 1 カ月間（または治療が成功した際はより短い期間）ほとんどいつも存在する．これらのうち少なくとも 1 つは（1）か（2）か（3）である． （1）妄想，（2）幻覚，（3）まとまりのない発語（例：頻繁な脱線または滅裂），（4）ひどくまとまりのない，または緊張病性の行動，（5）陰性症状（すなわち感情の平板化，意欲欠如） B. 障害の始まり以降の期間の大部分で，仕事，対人関係，自己管理などの面で 1 つ以上の機能のレベルが病前に獲得していた水準より著しく低下している（または，小児期や青年期の発症の場合，期待される対人的，学業的，職業的水準にまで達しない） C. 障害の持続的な徴候が少なくとも 6 カ月間存在する．この 6 カ月間の期間には，基準 A を満たす各症状（すなわち，活動期の症状）は少なくとも 1 カ月（または，治療が成功した場合はより短い期間）存在しなければならないが，前駆期または残遺期の症状の存在する期間を含んでもよい．これらの前駆期または残遺期の期間では，障害の徴候は陰性症状のみか，もしくは基準 A にあげられた症状の 2 つまたはそれ以上が弱められた形（例：奇妙な信念，異常な知覚体験）で表されることがある． D. 統合失調感情障害と「抑うつ障害または双極性障害，精神病性の特徴を伴う」が以下のいずれかの理由で排除されていること． （1）活動期の症状と同時に，抑うつエピソード，躁病エピソードが発症していない． （2）活動期の症状中に気分エピソードが発症していた場合，その持続期間の合計は，疾病の活動期および残遺期の持続期間の合計の半分に満たない． E. その障害は，物質（例：乱用薬物，医薬品）または他の医学的疾患の生理学的作用によるものではない． F. 自閉スペクトラム症や小児期発症のコミュニケーション症の病歴があれば，統合失調症の追加診断は，顕著な幻覚や妄想が，その他の統合失調症の診断の必須症状に加え，少なくとも 1 カ月（または，治療が成功した場合はより短い）存在する場合にのみ与えられる．

（日本精神神経学会（日本語版監修），髙橋三郎，大野　裕（監訳），染矢俊幸，神庭重信，尾崎紀夫ほか（訳）：DSM-5 精神疾患の診断・統計マニュアル．p99，医学書院，東京，2014 より作成）

の症状や経過は多彩であるため，いくつかの亜型に分類することが行われてきた．DSM-5 は従来採用してきた亜型分類を記載しないこととしたが，統合失調症の多様な病像を理解するうえで，下記の主要な型を知っておくことは有用である．

妄想型（Paranoid Type）：多くは 20 代後半から 30 歳以降に発病する．陽性症状が主体で慢性に進行し，陰性症状やパーソナリティの変化は比

較的軽度である。妄想は経過とともに発展して，社会現象などを取り込んだ壮大なストーリーを形成することがあり，妄想体系などと呼ばれる。

破瓜型（Hebephrenic Type）：10 代後半から 20 代前半に発症し，連合弛緩などの思考障害や不自然な情緒反応が目立つ。幻聴や非体系的な妄想が認められることが多い。陰性症状が徐々に進行して無為・閉居の状態に陥ることがしばしばある。DSM-Ⅳはこれに相当するものを解体型 Disorganized Type と呼んでいた。

緊張型（Catatonic Type）：同じく 20 歳前後に急激に発症し，緊張病症候群を特徴とする。緊張病症候群とは，緊張病性興奮（了解不能な激しい興奮状態）と緊張病性昏迷（意識はありながらいっさいの言動を停止して無反応となった状態）という両極端の症状が，時間とともに劇的に交代しつつ出現するものである。このように激しい症状を呈するものの，薬物療法や修正型電気けいれん療法に対する反応は良好で，比較的予後がよい。

　緊張型はどこの国でも田園地域に多いことが知られ，工業化や都市化に伴って減少する傾向が認められているが，そのメカニズムは不明である。最近のわが国でも緊張型は減り，妄想型と破瓜型に相当するケースが大半を占めている。

2．統合失調症の治療と援助

（1）　薬物療法

　統合失調症の治療においては，薬物療法が特に重要である。1952（昭和 27）年にフランスでクロルプロマジンが開発され，驚くべき効果を発揮したことについては既に述べた（第 2 章，第 3 章参照）。

　クロルプロマジンに代表される抗精神病薬は，鎮静作用とともに幻覚妄想を抑える作用をもっている（**表 3-1**（p. 38））。統合失調症の治療において，抗精神病薬は 2 つの重要な役割を果たす。

　第 1 に，統合失調症の症状，特に急性期の陽性症状を抑える効果が期待される。陰性症状よりも陽性症状によく効くが，同じ陽性症状でも初発の急性期にはよく効くのに対し，慢性期に入って固定したケースでは効果が乏しい。その意味でも，初発の際にすみやかに受診して早急に治療することが大切である。

　第 2 に，統合失調症の再燃を予防する効果がある。前述のように統合失調症は再燃を繰り返しつつ進行する性質をもっており，再燃を防止することはきわめて重要な治療目標となる。抗精神病薬は，この目標を実現する有力な手立てを与えるもので，抗精神病薬を継続服用することによって，再燃の危険が有意に減少することが大規模調査によって立証されている。

　このように有用な抗精神病薬であるが，一方では有害作用もある。抗精神病薬はドーパミンと呼ばれる神経伝達物質の過剰な働きを抑えることによって治療効果を発揮する。ドーパミンもまた脳内で重要な働きを担う物質であるから，その正常な働きが抑制されればさまざまな不都合が生じることになる

　クロルプロマジン（フェノチアジン系）やハロペリドール（ブチロフェノン系）など初期の抗精神病薬は，もっぱらドーパミン神経伝達の遮断によって効果を発揮するもので，定型抗精神病薬と呼ばれる。定型抗精神病薬のドーパミン遮断作用によって起きる一連の副作用が錐体外路症状である。錐体外路とは脳の構造に関する解剖学用語であり，錐体外路症状はパーキンソン症状（パーキンソン病様症状）と言い換えてよい。具体的には振戦・固縮・無動の他，歩行障害やアカシジア（静座不

能）と呼ばれる強い不穏などが見られ，患者に大きな苦痛をもたらすものである。

　パーキンソン病は中脳という脳部位においてドーパミンを産生する細胞が脱落し，ドーパミンの不足をきたす難病である。抗精神病薬はドーパミン神経伝達を抑制することによって統合失調症の症状を抑える一方，同じメカニズムによってパーキンソン病と同様の症状を引き起こすわけである。従って，定型的抗精神病薬の使用にあたっては，副作用を抑えるための抗パーキンソン薬や，その結果として生じる便秘・口渇の治療薬などを併用せねばならず，患者の負担が大きかった。

　このような欠点を是正すべく，20 世紀の終わり頃から登場してきた各種の新しい抗精神病薬は，非定型抗精神病薬と総称される。ドーパミンだけでなく他の神経伝達物質にも作用するものや，ドーパミン神経伝達を適正レベルに調節するものなどさまざまであるが，いずれも従来の定型抗精神病薬に比べてパーキンソン症状が大きく改善され，患者の負担軽減に役立つものとなっている。

　ただし非定型抗精神病薬にはまた別の副作用があり，代表的なものとして体重増加や糖尿病の悪化などがある。統合失調症の患者においてもメタボリック・シンドロームは大きな問題になっており，こうした副作用は軽視できない。

　統合失調症の再燃を予防するためには，抗精神病薬を長期的に，時には生涯にわたって飲み続けなければならない。非定型抗精神病薬では副作用が改善されているとはいえ，長期的な服薬継続は心理的にはつらいことであろう。とりわけ，就職や結婚・出産などのライフイベントの際に，服薬をめぐって患者の不安が強まることはよく経験する。

　個々の患者にあった薬を必要最小限の量で処方したり，休薬日を設けたりする工夫が医師に求められるが，患者をとりまく人々も本人の気持

ちをよく汲んで支えていくことが必要である。

（2）　精神療法と社会復帰援助

　以上に述べた通り，統合失調症の治療においては薬物療法が不可欠の役割を果たしており，薬物療法を抜きにした治療はほとんど考えられない。しかし薬物療法以外の治療もまた重要な意義をもっている。抗精神病薬の効果を踏まえ，統合失調症に対する精神療法的なアプローチが発展してきた経緯については，第3章で述べた。

　統合失調症の急性期には，患者を安全な形で医療につなげることが何よりの急務である。急性期には幻覚妄想や興奮のために疎通性が失われ，本人とのコミュニケーションが成立しないことが多い。しかし，そのような状態のなかでも患者は非常な注意力をもって周囲を観察しており，後までよく記憶していることが少なくない。たとえ，話が通じないと思われる精神病状態の患者であっても，礼儀と配慮を失わずに対処することが望ましい。

　急性症状が落ち着いて慢性期に入ると，薬物療法を継続しつつさまざまな働きかけを行うことになる。

　心理教育（第3章参照）は統合失調症の場合，特に重要である。幻覚妄想といった特異な症状を経験した患者や家族は，症状が落ち着いた後も将来に向けて大きな不安をもっているであろう。統合失調症に関しては世間の誤解や無理解も依然として多く，それだけに適切な情報提供によって合理的な判断ができるよう援助する意義は大きい。

　統合失調症は思春期・青年期に発症することが多い。このため，統合失調症という慢性疾患との闘病にエネルギーを奪われてしまい，学業はもとより友人関係を育み人生経験を積むなどの達成課題がおろそかになりがちである。援助にあたって留意すべき点である。

　慢性期には，通院服薬を支えて再燃を予防するとともに，各種の社会
資源を活用しつつ社会参加を支援することが課題となる（社会資源につ
いては第14章参照）。長期間にわたる入院や自宅閉居の結果として社会
生活から遠ざかってしまったケースでは，SST（Social Skills Training）
が有効とされる。

　SSTについては第3章でも触れたが，具体的には，知らない人に道
を尋ねるとか，気の進まない誘いを断るなどといった具体的な場面を想
定し，ロールプレイ形式でコミュニケーションの訓練を積んでいくもの
である。認知行動療法の影響を受けて発展し，社会復帰援助の現場で広
く活用されている。

3．統合失調症をめぐるトピック
― 原因・名称・当事者活動

（1）　ドーパミン仮説と脆弱性ストレスモデル

　統合失調症は典型的な内因性疾患であり，原因不明の脳の機能変調に
よるものであると考えられてきた。その機能変調の実態を明らかにする
きっかけを作ったのは，抗精神病薬の発見である。

　最初の抗精神病薬であるクロルプロマジンは統合失調症の治療薬とし
て計画的に開発されたものではなく，麻酔薬の候補薬物のなかから偶然
に発見された。その後，クロルプロマジンやハロペリドールなど定型抗
精神病薬の作用メカニズムについて研究が重ねられた結果，これらの薬
はいずれもドーパミンによる神経伝達を抑制する働きがあることがわ
かってきた。逆に，ドーパミン神経伝達を促進する作用のある覚醒剤
が，統合失調症とよく似た症状を引き起こすことなどを考え併せ，統合
失調症では脳内におけるドーパミン神経伝達が過剰になっており，この
ために急性期の陽性症状などが起きるものと推測される。この考え方を

ドーパミン仮説と呼ぶ。

　ドーパミン仮説は広く支持される有力な理論であるが，それだけでは統合失調症の全貌を理解できないのも事実である。抗精神病薬の奏効しにくい陰性症状や慢性症状のメカニズムを含め，統合失調症にはなお多くの謎が存在する。その解明に向け，グルタミン酸神経伝達の低活動を想定するグルタミン酸仮説など，さまざまな考え方が提唱されてきたものの決定的な進展は見られず，将来の課題となっている。

　一方，急性期の症状がドーパミン神経伝達の過活動によるものであるとすれば，なぜそのような過活動が生じるかということが次の疑問として生じる。これについても古くからさまざまな研究がなされ，遺伝などの先天的要因とさまざまな後天的要因の双方が発症に関わることがわかってきた（第2章参照）。

　遺伝と言っても，ABO血液型のように単純なものではない。遺伝子に注目した研究の結果によれば，統合失調症の発症に関わる遺伝子は多数存在するものと推測され，それらを多くもち併せるほど発症のリスクが高まるものと考えられる。先天的要因によって統合失調症を発症しや

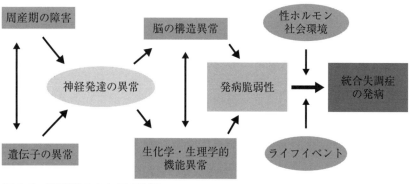

図 4-2　脆弱性ストレスモデル

すい体質が準備され，そこに成長過程でのさまざまな体験やストレスの
影響が加わって発症に至るのであろう。

　このような考え方にたつ脆弱性ストレスモデルは，現時点での多く
の研究者の共通理解をまとめたものである（**図4-2**）。一見，複雑なモデ
ルのようであるが，先天的な条件によって体質が規定され，これに後天
的な要因が加わって発症に至るという基本的な図式は，多くの成人病・
生活習慣病と共通するものである。統合失調症が特別な病気ではなく，
誰でもかかり得るものであることが，ここからも理解されるであろう。

（2）　病名とスティグマ

　統合失調症は，長らく精神分裂病と呼ばれてきた。ドイツの精神医学
者クレペリン（Kraepelin, E）が統合失調症に相当する疾患単位を「早
発性痴呆（dementia praecox）」と名づけたのに続き，スイスの精神医
学者ブロイラー（Bleuler, E）が心理学的な観点からの検討に基づいて，
スキゾフレニア（schizophrenia（英），Schizophrenie（独））という名
称を考案したのが20世紀初頭である。この病名はギリシア語に由来す
る造語で，schizo-（分裂する）phrenia（魂，精神）という意味をも
つ。その語義を直訳したのが「精神分裂病」という名称であった。

　そのようないわれがあるとはいえ，この言葉のもつ侵襲的な響きは患
者や家族にとっては受け容れがたく，一般の誤解や偏見を助長してきた
ことは否定できない。患者や家族の長年の希望がようやく反映され，ア
ンケート調査などを行ったうえで「精神分裂病」に代えて「統合失調
症」という名称が用いられることになった。これは2002年8月のこと
であり，それまでほぼ1世紀にわたって患者と家族はこの名称に苦しめ
られてきたのである。

　社会のなかで一定の特徴をもつ人々に押しつけられた負のレッテルの

ことを，社会学で「スティグマ」と呼ぶ。「精神分裂病」という名称は近現代のわが国における典型的なスティグマであった。それは「統合失調症」と呼び名が変わった今も尾を引いており，「危険」「異様」「不気味」といった一般人の固定観念が当事者らの社会参与を妨げている。

　こういった現状を改善するためにも，この病気に関する正しい知識を広めることが重要である。

（3）　当事者活動

　すでに繰り返し述べてきた通り，薬物療法の出現によって統合失調症の予後は大きく改善した。早期診断・早期治療も以前よりは進展し，最近では統合失調症そのものが全般的に軽症化してきたとの指摘もある。病名について自己開示することも，昔に比べれば容易になってきた。

　そんな世相を背景に，統合失調症の患者を中心とした精神障害者の当事者活動が各地で広がりつつある。なかでも有名なのは北海道浦河町の「べてるの家」であろう。「べてるの家」では患者の主体性を重視した形でさまざまな自助活動が行われているが，とりわけユニークなのは当事者研究である。当事者研究の場では，患者がそれぞれの事情をふりかえり，自己病名をつけて自己分析し，闘病上の悩みや工夫を率直に語り合う。

　幻聴を「幻聴さん」と呼んで擬人化し，厄介なお客さんである幻聴さんにお帰りいただく方法を皆で考えるといった独特のやり方は，ユーモアと力強さに満ちたものであり，精神障害者福祉の新たな可能性を発信し続けている。

引用文献

1) 日本精神神経学会（日本語版監修），髙橋三郎，大野　裕（監訳），染矢俊幸，神庭重信，尾崎紀夫ほか（訳）：DSM-5 精神疾患の診断・統計マニュアル．p99，医学書院，東京，2014

参考文献

i ）日本統合失調症学会（監修）：統合失調症．医学書院，東京，2013
ii ）日本神経精神薬理学会（編）：患者さん・ご家族・支援者のために 統合失調症薬物治療ガイド．じほう，東京，2018
iii）石丸昌彦：統合失調症とそのケア．キリスト新聞社，東京，2010
iv）白石弘巳：家族のための統合失調症入門（改訂版）．河出書房新社，東京，2011
v ）浦河べてるの家：べてるの家の「当事者研究」．医学書院，東京，2005
vi）べてるねっと　https://bethel-net.jp/

🔋 学習課題

- 統合失調症の多彩な症状について，さらに詳しく調べてみよう。
- 抗精神病薬にはどんなものがあり，どんな特徴や副作用があるか調べてみよう。
- 統合失調症の当事者活動について，当事者の書いた本や当事者活動を紹介する書籍などから調べてみよう。

5 | うつ病と双極性障害

石丸昌彦

《**目標＆ポイント**》 今日の代表的な精神疾患である気分の障害，すなわちうつ病と双極性障害について，その症状・経過・診断・治療について学ぶ。両者の異同について正しく理解したうえで，抗うつ薬や気分安定薬などによる薬物療法の概略と治療原則を知る。
《**キーワード**》 うつ病，双極性障害，抗うつ薬，気分安定薬，心理教育

1. うつ病と双極性障害

（1） うつ病という病気

　さまざまな精神疾患があるなかでも，うつ病は最もよく知られたものであろう。ストレス社会を背景としてうつ病が増えているという認識が広まっており，事実，その診断件数は年々増加しつつある（**図 5-1**）。

　ただし，このグラフが示す情報を正確に評価することは意外に難しい。同じ時期に医療機関も並行して増加していること（**図 1-2**（p. 7））や，うつ病の概念そのものが以前とは変わってきていること（後述）などを考慮せねばならないし，うつ病と社会に蔓延するストレスとの関連もそれほど単純ではない。現代におけるうつ病は，多彩な背景のもとにさまざまな経過をたどる雑多なケースを含んだ，きわめて広い臨床概念なのである。

　第4章で扱った統合失調症は，幻覚や妄想といった独特の非日常的な症状によって特徴づけられ，放置すると進行するという重症感のある病気であった。一方，気分が浮き沈みしたり，つらいできごとによって気

うつ病・双極性障害の総患者数

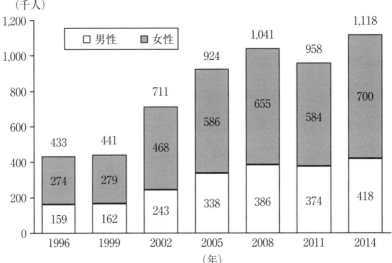

図5-1　わが国におけるうつ病・双極性障害の患者数の増加（ICD-10におけ
る「気分［感情］障害（躁うつ病を含む）」の総患者数）
（厚生労働省「患者調査」のデータより作成）

持ちがふさいだりすることは，日常生活のなかでよく起きる。そうした
不調は時が経てば自然に回復することも多い。このため，統合失調症が
過剰に警戒されるのと対照的に，うつ病や双極性障害は安直に理解でき
るものと思われやすい。

　けれども，うつ病や躁病で見られる症状は通常の気分の浮き沈みとは
異なった，病的な気分の変調である。病気の経験者がしばしば語るよう
に，その特有のつらさは「罹った者でないとわからない」ものであり，
日常の気分の単純な延長線上に類推できるものではない。学習を始める
にあたり，まずこの点をしっかり理解しておきたい。

　うつ病や双極性障害の概念は歴史的にも変化してきたうえ，最近また

大きな変更が加えられ学習者を混乱させる一因となっている。そこでまずは，うつ病をめぐる言葉や概念がどのように変遷してきたか，概略を見ておくことにしよう。

（2）　クレペリンのうつ病と DSM のうつ病

　気分の変調を主症状とする疾患は，以前は「躁うつ病」という名称で呼ばれていた。詳しく言えば，何らかの気分の変調をきたすものを広義の躁うつ病として一括し，そのなかに，抑うつ状態だけを繰り返すもの（うつ病，あるいは単極性うつ病）と，抑うつ状態と躁状態の双方を示すもの（狭義の躁うつ病）があると考えたのである。

　このような躁うつ病の概念は，統合失調症と同じくクレペリン（Kraepelin, E）に遡る。クレペリンは，19 世紀末のドイツの精神病院で見られる主要な内因性疾患のうち，進行性の経過をとり予後不良のものを早発性痴呆（現在の統合失調症）とし，周期性の経過をとり寛解後に機能低下を残さないものを躁うつ病とした。

　早発性痴呆と躁うつ病を区別するにあたり，クレペリンが症状によって判断するのでなく，長期経過と予後に頼ったことは意外に思われるかもしれない。症状を見ただけでは両者を判然と区別することはできない，とクレペリンは考えた。言い換えれば，クレペリンが目にしていた躁うつ病はそれほど重症感のある病気だったのである。事実，クレペリンらが残した症例記録を読むと，うつ病性の妄想にさいなまれて苦悶する様子や，誇大妄想を伴う激しい躁病性興奮が記されており，本格的な躁うつ病の重篤さが伝わってくる。

　クレペリンの診断体系においてもう 1 つ重要なことは，躁うつ病という言葉の内容が，脳の機能変調による内因性のものに限られていたことである。つらいできごとやストレス体験に由来する抑うつ状態は，今日

ではうつ病の典型的なイメージをなすものであるが，当時は了解可能な心因性の反応とされ，うつ病とは見なされなかった。これとは違って，理由もないのにひどく気分が沈むものこそ「病気」であり，脳の機能変調の結果であると考えられたのである。

　今日のDSMなどが規定する気分の変調は，より軽症のものを含む広い概念となっている。また，DSMは症状を重視する立場をとり病気の原因を問わないので，内因性のものもストレス性のものも，区別なくそこに含まれることになる。言い換えればうつ病の診断にあたって，ストレス体験や心理的なきっかけといった「原因」は，あってもよいが，なくてもよいのである。

　今日ではストレス因の影響が強調され，「うつ病」すなわち「ストレス反応」と思いこみがちであるが，クレペリンの「うつ病」の定義はこれとは正反対のものであったし，今日でもそのような「うつ病」のケースが多数存在することに注意したい。また，クレペリン的な考え方からDSMの診断方式への変化に伴い，うつ病の診断件数が顕著に増加したことも，以上の経緯から理解できるだろう。

（3）　DSM-Ⅳから DSM-5 へ──うつ病と双極性障害の関係

　抑うつ状態だけを反復する単極性うつ病と，抑うつ状態と躁状態をこもごも示す狭義の躁うつ病を比較すると，経過には大きな違いがあっても抑うつ状態の病像はほとんど同じである。そこでクレペリン以来，両者は根本的には共通の疾患であって，躁状態を示すかどうかだけが違うとの考え方が主流であった。DSM-Ⅳもこの考え方を踏襲し，うつ病と双極性障害という2つの障害を気分障害（mood disorder）として一括していた。

　ところが，2013年に発表されたDSM-5はこの考え方を一変させ，

表 5-1　うつ病と双極性障害の比較

	うつ病	双極性障害
発病危険率	10～15％	0.5～1％
男女比	女性に多い	男女差がない
初発年齢	青年期～中高年	10台後半～20台前半
遺伝傾向	あまりない	強い
薬物療法	抗うつ薬が中心	気分安定薬が中心

気分障害という上位カテゴリーを廃止し，うつ病と双極性障害を別のも
のと見なすことにした。研究が進むにつれ，うつ病と双極性障害の間にか
なり大きな違いがあることがわかってきたためである。

　両者の主な相違を**表 5-1**にまとめた。そこに示した通り，遺伝・性
差・薬物療法など多方面で際立った違いがあり，これを重く見て両者を
別々の疾患とする主張があることも理解できる。一方，抑うつ状態に着
目して見れば両者がよく似ているのも事実であり，クレペリン以来の基
本的な考え方を根本から変更することには，なお異論もある。

　この教材では DSM-5 の考え方に注意を払いながら両者の共通性にも
留意し，バランスよく学んでいくことにしよう。うつ病と双極性障害を
まとめて論じる際に，ここでは「気分の障害」という言葉を用いること
にする。

　このような由来をもつ気分の障害は，外来通院患者の診断名として最
も多いものであり，統合失調症が入院患者中最多の疾患であるのと対照
的である（**図 4-1**（p. 53））。以下では，クレペリン以来うつ病の典型と
考えられてきた内因性の病像を念頭におきながら，気分の障害の症状と
経過を見ていこう。

2. うつ病

（1）　抑うつエピソードと症例

　うつ病のつらさは日常心理の延長上に簡単に理解できるものではない。健康な時の気分の浮き沈みとは異なり，人間の生命活動全般にわたって変調が生じ，心身両面に多彩な症状が出現するのが気分の障害である。

　気分の障害の主な症状は，気分の変調である。ここで言う気分（mood）とは，嫌なことを言われて気分を害するといった一時的な反応ではなく，喜怒哀楽の根底にある持続的な調子のことを指す。そのような意味での気分が一定期間にわたって沈んだりふさいだりするのがうつ病相，逆に過剰に高揚するのが躁病相である。

　DSM では，うつ病相と躁病相をそれぞれ抑うつエピソード，躁病エピソードと呼ぶ。生涯にわたって抑うつエピソードだけを反復するものがうつ病，抑うつエピソードと躁病エピソードの両方が出現するものが双極性障害である（**表 5-2**[1]，**図 5-2**）。そこで，まず抑うつエピソードと躁病エピソードについて理解しなければならない。

　抑うつエピソードの典型例について，架空の症例を以下に示す。

■**症例**

　49 歳女性。旅客機の客室乗務員として勤務の後，25 歳で結婚して退職。会社員の夫との間に 1 男 1 女をもうけ，自身はパートで英語を教えるなど円満で充実した生活を過ごしてきた。夫は順調に出世し，息子は大学を卒業して就職，娘は志望の大学に入学して海外留学中である。前年の秋には，郊外に念願の新居を建てて引っ越した。

表5-2 DSM-5における気分の障害の類型

上位区分	障害名	特徴
うつ病性障害	うつ病	抑うつエピソードのみを示すもの。エピソードはしばしば反復する。
	気分変調性障害	比較的軽度の抑うつ状態が2年間以上続くもの。
双極性障害	双極I型障害	現在躁病エピソードにあるか，過去に躁病エピソードを経験したもの。
	双極II型障害	抑うつエピソードと軽躁病エピソードを経験したもの。
	気分循環性障害	軽度の抑うつ状態と軽躁病状態が2年間以上出没をくりかえすもの。
その他の気分障害		

※躁病エピソードだけを反復する「単極性躁病」の存在については見解が分かれている。DSMは，躁病エピソードは双極性障害の経過のなかで現れるものであり，単極性躁病は存在しないという立場をとっているため，上記のような分類となる。
（日本精神神経学会（日本語版用語監修），高橋三郎，大野　裕（監訳），染矢俊幸，神庭重信，尾崎紀夫ほか（訳）：DSM-5精神疾患の診断・統計マニュアル．p123-186, 医学書院，東京，2014 より作成）

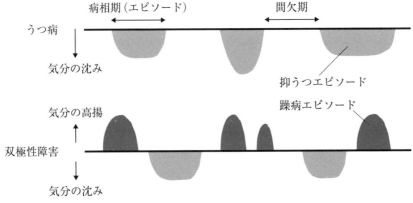

図5-2　気分の障害の経過図

今年に入り，いつの頃からか明け方の暗いうちに目が覚めるようになった。目覚めの気分が悪く，特に午前中は調子が出ない。家事が捗らず，食事の献立がなかなか決まらない。海外のテレビドラマを見てもいつものように楽しめず，気がつくと昔の失敗を思い出してため息をついていたりする。

食欲が落ち，次第に痩せてきた。便秘や肩こりがひどく，かかりつけの内科医に相談したが，特に悪いところはないと言う。夫が気晴らしに旅行に連れ出してくれたが，億劫なばかりで旅先でも楽しめない。せっかくの配慮を無駄にさせたと申し訳なく，自分が誰の役にも立たないばかりか，邪魔になり迷惑をかけているように感じる。

いっそ自分などは，いないほうがよいのではないかという考えが頭を離れなくなった。気力が出ず髪もとかさずにふさぎ込んでいるところを，久しぶりに訪ねてきた妹が見て驚き，妹に連れられて精神科クリニックを受診した。

（2）　うつ病の症状と診断

DSM による抑うつエピソードの診断基準を**表 5-3**[2]に示す。

表の注にもある通り，（1）抑うつ気分と（2）興味や喜びの減退，は抑うつエピソードの基本症状である。

抑うつ気分はいわゆる憂うつな気分のことで，悲しみ，空虚感，絶望感などを含み，「気持ちが沈む」「ふさぐ」とか，「さびしい」「もの悲しい」といった言葉で表現される。うちしおれた様子で涙を流すなど，周囲からも見てわかることが多い。

一見わかりやすい症状のようであるが，健康な生活のなかでのさびしさやもの悲しさは，ある意味で生き生きと感じられ詩的鑑賞の題材ともなるのに対して，抑うつ気分のそれはひたすら重苦しく停滞した病的な

表5-3　DSMにおける抑うつエピソードの診断基準

（1）抑うつ気分
（2）すべての活動における興味や喜びの著しい減退
（3）体重の減少（または増加）
（4）連日の不眠（または過眠）
（5）精神運動制止または焦燥
（6）疲労感，気力の減退
（7）無価値観，過剰あるいは不適切な罪悪感（妄想的になることもある）
（8）思考力・集中力の減退，決断困難
（9）死についての反復思考，希死念慮
　注：以上のうち5つ以上が同じ2週間のうちに存在すること。（1）または（2）のいずれか一方が，必ず含まれていなければならない。

（日本精神神経学会（日本語版用語監修），髙橋三郎，大野　裕（監訳），染矢俊幸，神庭重信，尾崎紀夫ほか（訳）：DSM-5 精神疾患の診断・統計マニュアル．p133-134，160-161，医学書院，東京，2014 より作成）

感情であることに注意したい。
　興味や喜びの減退は，身体的なこと（好きな食べ物の味が感じられない，性欲が低下した），生活習慣に関すること（趣味を楽しめない），社会的なこと（季節の変化やニュースに関心がもてない）など文字通りあらゆる面にわたる。特定の場面に限定されたものではなく，職場や家庭を含め生活全体に及ぶものである。
　精神運動制止（精神運動抑制とも訳される）は，いわば精神というエンジンの活動にブレーキがかかった状態である。思考・意欲などの働きが低下し，行動が不活発となる。主観的には「億劫」「気が重い」などと表現され，周囲から見ても動作や反応が鈍くなる。診察の場面では，うなだれて伏し目がちになり，声が小さく言葉数が少なく，すぐに返事が返ってこなかったり，説明に対する了解が悪かったりする。職場や家庭では，仕事の能率が落ちて書類がたまる，決断力が落ちて決裁できな

い，食事の献立が考えられないなど，さまざまな支障が生じる。本人は「これではいけない，何とかしなければいけない」と思っており，不安や焦りを生じることが多い。

　自責的となり，無価値感や罪責感を抱くのもうつ病の特徴である。うつ病による心身の不調についても「自分がふがいない」「怠けている」と考えて自分を責め，周囲が気づいて受診を勧めるまで病識や受診動機をもてないことが多い。

　こうした変調とともに，いつの頃からか「死」についての考え（希死念慮あるいは自殺念慮）が頭から離れなくなる。よく「自殺願望」という言葉が使われるが，願望というよりも強迫観念に近いものであり，「ここから飛び降りたら楽になれるだろうか」「自分などはいないほうが皆のためではないか」といった考えが，ついつい浮かんできて払拭できないのである。生きたいと願いながらも，抑うつ気分に圧倒されていると見るべきであろう。

　抑うつエピソードでは多彩な身体症状が見られることも重要である。あらゆる不調が訴えられる可能性があるが，食欲不振・体重減少，不眠，性欲の減退などは特に多く，心身機能の低下の直接の現れと言える。

　不眠には，朝早く暗いうちに目覚め，重苦しい気分で明るくなるのを待つといった早朝覚醒をはじめ，入眠困難や熟睡感の欠如などさまざまな型のものがある。心身が疲労した際には深く長く眠って疲れをとろうとするのが生体の正常な反応であるが，疲弊していながらかえって眠れなくなるところにうつ病のつらさがあり，この結果いっそう疲労が深まることになる。不眠はうつ病発症後の症状として注目されてきたが，もともと不眠傾向のある人ではうつ病の発症率が高いとの報告もあり，うつ病の発症機序との関連も示唆されている（第 6 章参照）。

　これらの身体症状を訴えて一般の医療機関を受診したものの，身体には異常がないことから「気のせい」などとされ，うつ病として治療を受ける機会を逸するケースがプライマリー・ケアで問題となっている。DSM の診断基準の（1）と（2）については援助場面でこまめに確認し，これらが認められる場合には早めに専門医受診を勧めるよう心がけたい。

　前述の症例においては，特にきっかけとなるようなストレスフルなできごとが何も見あたらなかった。内因性うつ病ではこのようなケースが多く，逆に昇進・栄転や家庭の慶事など，おめでたいことがきっかけになるという指摘もある。慶凶に関わらず生活上の変化が誘因になるとも言われるが，それらはあくまできっかけにすぎず，こうした誘因から抑うつ症状の発生を合理的に説明することはできない。統合失調症の症状は了解不能であると言われるが，内因性うつ病の症状もまた背景や状況からは了解できないことが多いのである。

　うつ病の重症例ではしばしば妄想が認められる。**表5-3** の（7）に示された罪責妄想は，「とりかえしのつかない罪を犯してしまった」「罪深い存在である」などと根拠なく思い込むものである。このほか，貧困妄想（「経済的に破滅してしまった」）や心気妄想（「不治の難病にかかっており，決して治らない」）などが知られている。妄想には至らないまでも，これに通じるような認知の歪みが経過中に認められることが，とりわけ内因性のうつ病には珍しくない。

（3）　治療と経過

　うつ病の治療経過について，**図5-3** を見ながら考えていこう。

　うつ病の治療では，「休養と薬物療法」が2本の柱とされる。より重要なのは休養であり，これはうつ病が時間の経過とともに回復する傾向

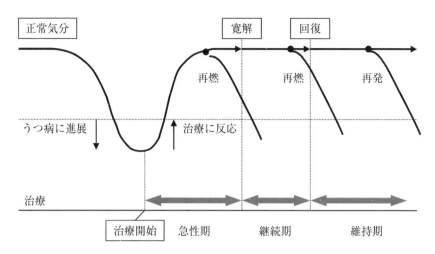

図5-3　うつ病の治療経過

　順調な経過の場合，治療開始から3カ月程度で気分がほぼ正常に戻ることが期待され，これを寛解と呼ぶ。なお慎重に経過を見守り，正常な気分が維持されるようなら回復したと考える。職場や家庭の元の生活への復帰は，関係者とよく相談しながら段階的に行っていく必要があるが，現実にはこの過程での再燃や再発も多い（回復前の症状の悪化を再燃，回復後の悪化を再発と呼んでいる）。

　回復を見極めてから抗うつ薬を徐々に減らしていくが，再発をくりかえしているケースなどでは長期的に服用が必要となる場合もある。

があるためである。薬物療法はうつ病の症状を軽減し，休養の質を高めるものと位置づけられる。

　そのように重要な休養であるが，今日では多くの人にとって，質のよい休養をとることが何よりも難しいのが現実であろう。多忙な勤労者から「休まずにすむよう薬を処方してほしい」と依頼されることも多い。もちろん，休養をとらずに薬で治すという発想は本来誤ったものである。

　勤労者の場合，多忙な職場を離脱することへの申し訳なさが患者を苦

しめることが多いが，医師の診断に基づいて早めに休みをとることができれば，迅速な回復への第一歩となる。薬物療法を行いつつ必要な休養をとることによって，うつ病エピソードの大半は回復することがくりかえし指摘されている。

　前述の通り，うつ病の患者は「自分の努力が足りないために病気になるのだ」などと自分を責めがちであるから，本人だけでなく家族を含めて心理教育を行い，うつ病に関する説明を十分に行うことが必要である。うつ病の治療経過のなかで最も警戒すべきことは自殺であり，これについても心理教育のなかでとりあげる。家族はもとより，本人に対しても言葉を選びながら希死念慮の有無を慎重に確認し，そういう気持ち自体がうつ病の症状であることを説明して，早まった行動をとらないよう指導する。

　うつ病の治療は通常は外来で行われるが，希死念慮が強く，実行に移す危険のある場合は入院治療の適応となる。焦燥感の強い場合や，妄想症状を伴っている場合なども入院が考慮される。自営業者や専業主婦など家庭では休まらない事情がある場合にも，休養のための入院が有力な選択肢となるだろう。

　薬物療法の主役は抗うつ薬である。抗うつ薬は1950年代以来の長い歴史があり，うつ病の症状を軽減し病相を短縮する効果が実証されている。三環系と呼ばれる初期の抗うつ薬は副交感神経系の遮断作用が強く，便秘や口渇，不整脈といった不快な副作用がつきものであったが，SSRI（selective serotonin reuptake inhibitors：選択的セロトニン再取り込み阻害薬）やSNRI（serotonin & norepinephrine reuptake inhibitors：セロトニン・ノルアドレナリン再取り込み阻害薬）など最近のものでは，副作用が軽減され服用しやすくなっている。

　ただし，抗うつ薬は10日〜2週間程度服用を続けないと十分な効果

が出てこない。一方，副作用は服用直後から出現するため，服薬当初に怠薬や中断が生じやすい。従って，薬物の作用・副作用についても心理教育のなかで扱う必要がある（**表 6-3**（p. 93）参照）。

　抗うつ薬の作用機序から考えて，セロトニン系やノルアドレナリン系など，モノアミン系と総称される神経伝達の異常がうつ病の発症に関与するものと推測されるが，詳細はまだよくわかっていない。

　最近ではうつ病性障害に対する認知療法が注目されるようになり，軽症～中等症では薬物療法に匹敵する効果も報告されている。認知療法はうつ病患者にありがちの非適応的な認知パターンの修正を図るもので，治療だけでなく寛解後の再発予防における効果も期待される。

　うつ病はつらい病気であるが，上述のように休養すれば大半に回復が見込まれ，回復後に機能低下が残らない疾患である。ただし再発が多いことも事実であり，職場をはじめとする社会生活への復帰作業は，時間をかけて慎重に進める必要がある。

　うつ病と関連事象をめぐるその他の話題については，第 6 章で紹介する。

3．双極性障害

（1）　躁病エピソード

　下記は，躁病エピソードの架空の症例である。

■症例

　28 歳男性。もともと穏やかで協調的な性格であり，大学を卒業後ある会社の企画部に勤めていたが，数週間前から様子が変わってきた。声が大きくけたたましくしゃべり，会議の場では強く自説を主張する。反論されると激昂し，上司にも食ってかかる。駄洒落を連発し

て誰彼なくなれなれしく振る舞い，後輩を酒に誘っては気前よく御馳走する。女性同僚へのセクハラ的な言動が目立つようになって，周囲が警戒しはじめた。

　ある日，早朝から出勤して前夜に妙案が湧いたと騒ぎ，一晩で書きあげたという数億円規模のプロジェクトの起案書を配りはじめた。熱弁をふるって解説するが，起案書の文面も口頭説明も錯綜して意味不明である。同じ日の午後，外出先の路上で喧嘩騒ぎを起こし，警察が介入して精神科病院で診察を受け，医療保護入院となった。

　以上は躁病エピソードにありがちの事態を織りこんだものである。架空ではあるが決して誇張したものではない。「気分が沈むことが病気なのはわかるが，気分爽快で本人が充実しているなら放置すればよいのではないか？」との質問をときどき受けるが，本人の人生にとっては抑うつエピソードに劣らず危険であることがわかるだろう。

　こうした変調が病気によるものであって，本人のもともとの性格とは無関係であることに注意したい。

（2）　症状と診断

　躁病エピソードの症状（**表5-4**)[3]は，抑うつエピソードの正反対と考えれば理解しやすい。抑うつ気分と対照的に爽快気分が，精神運動制止と対照的に精神運動の活発化と興奮が見られる。これらが限度を超えて過剰になるものであり，絶えず声高にしゃべり続け，けたたましく動き回り，観念が次々と湧いてきて話のまとまりがつかない（観念奔逸）。見かけの作業量は増えているが，注意散漫で誤りが多い。気が大きく怒りっぽくなるため，しばしば周囲と衝突する。

　活動量が増えるために体重が減少し，爽快感にまかせて眠らず活動す

表5-4　DSMにおける躁病エピソードの診断基準

A 気分の異常な高揚が持続し，開放的・易怒的となる。
B 以下のうち3つ以上
 (1) 自尊心の肥大
 (2) 睡眠欲求の減少
 (3) ふだんよりも多弁
 (4) 観念奔逸（考えが次々に湧き出て頭の中でせめぎあった状態）
 (5) 注意散漫
 (6) 目標をもった活動の増加，精神運動焦燥
 (7) 困った結果につながる可能性の高い活動への熱中（浪費，性的乱脈，ギャンブルなど）

（日本精神神経学会（日本語版用語監修），髙橋三郎，大野　裕（監訳），染矢俊幸，神庭重信，尾崎紀夫ほか（訳）：DSM-5精神疾患の診断・統計マニュアル．p124，医学書院，東京，2014より作成）

るために睡眠時間が短縮することなど，体重や睡眠時間の変化の方向は抑うつエピソードと同じであるが，メカニズムは正反対である。

　このように過剰に元気になる結果，躁病エピソードではさまざまな問題行動が起きる。金銭の浪費，喧嘩やギャンブル，性的な逸脱行動などが多く，いずれも本来の性格からは説明のつかないものである。

　抑うつエピソードは半年から時には年単位の経過をとるのに対して，躁病エピソードはたかだか3カ月程度でおさまるのが普通であるが，この短期間の問題行動によって日頃築いてきた社会的な信用を失い，後で本人が苦しむことも少なくない。

（3）　双極性障害の治療

　躁病エピソードはこのように異常な高揚感や易怒性を伴うもので，主観的には爽快で充実しているだけに，病識や治療動機を期待できない場合がほとんどである。このため急性期の治療導入は困難であり，前述の

例のように強制入院が必要になる場合もある。

　双極性障害の薬物療法として，躁病エピソードの期間には抗精神病薬を用いて高揚した気分や興奮を鎮静させることが必要になる。興奮が鎮まった後の治療として，以前は抑うつエピソードに対して抗うつ薬，躁病エピソードに対して抗精神病薬を使い分けることが行われたが，気分の浮き沈みを後から追いかける処方となり，後手に回ることが多かった。

　最近では気分の変動そのものを平準化させる目的で，気分安定薬と呼ばれる薬剤が用いられている。これらの薬剤は躁病エピソードを安定させる効果とともに，将来の躁病エピソードやうつ病エピソードを予防する効果があるため，双極性障害の治療に最適である。ただし，古くから知られている炭酸リチウムのほか，もともと抗てんかん薬として使われていた数種類の薬剤が知られるにとどまり，まだ選択肢が十分とは言えない。炭酸リチウムは薬剤の安全閾（中毒を起こさず安全に使用できる血中濃度閾）が狭いので，定期的に血中濃度を測定しながら服用する必要がある。

　躁病エピソードの間は精神療法や心理教育は不可能に近く，薬物療法が中心となる。躁病エピソードがおさまって間欠期に入ってから，十分に心理教育を行って服薬の重要性を伝え，予防的に薬物療法を行うことが重要である。適切な薬物療法によって気分の変動を予防できれば，良好な予後が期待できる。

引用文献

1) 日本精神神経学会（日本語版用語監修）, 高橋三郎, 大野　裕（監訳）, 染矢俊幸, 神庭重信, 尾崎紀夫ほか（訳）：DSM-5 精神疾患の診断・統計マニュアル. p123-186, 医学書院, 東京, 2014
2) 日本精神神経学会（日本語版用語監修）, 高橋三郎, 大野　裕（監訳）, 染矢俊幸, 神庭重信, 尾崎紀夫ほか（訳）：DSM-5 精神疾患の診断・統計マニュアル. p133-134, 160-161, 医学書院, 東京, 2014
3) 日本精神神経学会（日本語版用語監修）, 高橋三郎, 大野　裕（監訳）, 染矢俊幸, 神庭重信, 尾崎紀夫ほか（訳）：DSM-5 精神疾患の診断・統計マニュアル. p124, 医学書院, 東京, 2014

参考文献

ⅰ）日本うつ病学会（監修）：うつ病ガイドライン 第 2 版. 医学書院, 東京, 2017
ⅱ）野村総一郎：新版 うつ病をなおす. 講談社現代新書, 東京, 2017
ⅲ）加藤忠史：双極性障害—躁うつ病への対処と治療. ちくま新書, 東京, 2009
ⅳ）細川貂々：ツレがうつになりまして. 幻冬舎文庫, 東京, 2009
ⅴ）厚生労働省：うつ病の認知療法・認知行動療法（患者さんのための資料）
　　https://www.mhlw.go.jp/bunya/shougaihoken/kokoro/dl/04.pdf

🔋 学習課題

- 今日の社会状況のなかで, うつ病の患者がゆっくり休養できるためにはどのような条件や配慮が必要か, 考えてみよう.
- うつ病の認知療法について, 詳しく調べてみよう.
- 抗うつ薬や気分安定薬の特徴や副作用について, 詳しく調べてみよう.

6 | 「うつ」をめぐるさまざまな話題

石丸昌彦

《**目標＆ポイント**》 うつ病の理論と実践に関わるさまざまな話題，すなわち，うつ病概念の変遷と DSM の影響，うつ病の多様性と「新型」あるいは「現代型」の問題，精神療法のあり方，睡眠の重要性，抗うつ薬の多面的な効用などについて学ぶ。
《**キーワード**》 うつ病の多様性，適応障害，うつ病の小精神療法，睡眠衛生指導，常用量依存

1．うつ病の多様性

（1） うつ病の多様性

　「うつ病」という言葉を毎日のように耳にするが，それはどのような印象を聞く者に与えているのだろうか。

　「○○病」というからには，一定の症状と原因を備えた輪郭明瞭な疾患概念と思われそうである。しかし，今日の「うつ病」はそのようなものではないことを第5章で学んだ。うつ病の症状は DSM で明確に定義されているが，原因については何の約束事もない。かつてクレペリン（Kraepelin, E）らが提唱した「うつ病」は脳の機能変調による内因性疾患を指すものだったが，DSM の診断基準に基づく今日の「うつ病」は，一定の症状を満たすことだけを要件としている。つまり，特定の原因による「病気（disease）」というよりも，雑多な原因からなる「症候群（syndrome）」と考えたほうがよいものである。うつ病の診断件数の急増の一因がそこにあることも既に述べた。

表6-1 うつ病の原因と背景

類型	原因・背景（例）	伝統的分類
身体疾患が背景にあるもの	脳血管障害，悪性腫瘍	外因
物質の影響によるもの	アルコール依存症	外因
治療薬剤の副作用によるもの	ステロイド，インターフェロン	外因
脳の機能変調によるもの	特に原因が見あたらない	内因
心理社会的ストレスによるもの	過剰労働，家庭の不和，各種のハラスメント	心因
パーソナリティや生い立ちと関わりの深いもの	機能不全家族（アダルトチャイルド），成長期の心的外傷体験	心因

※多くの精神疾患が外因・内因・心因のいずれかに該当するのに対して，DSM の診断基準によるうつ病は，いずれの原因や背景からも発症しうる。

　そのように多彩な原因のうち，主なものを**表6-1**に示す。

　近年，超高齢社会を背景に脳梗塞などの脳血管障害が増加している。脳血管障害による脳機能の低下のために抑うつ症状が現れることはよくあり，血管性うつ病（vascular depression）などと呼ばれる。第2章で学んだ伝統的な分類に従えば，外因性のうつ病の一種である。悪性腫瘍に伴って抑うつ症状が現れることも多く，とりわけ膵がんでは腫瘍が発見される前に抑うつ症状が見られることから，警告うつ病（warning depression）と表現されることがある。

　薬剤の副作用によるうつ病も医学の発展とともに増えており，副腎皮質ステロイド剤やインターフェロンなどはそうした薬剤の代表的なものである。

　一方，心理社会的な要因に由来するうつ病は今日きわめて多く，その最も悲劇的な形が「過労自殺」という形でしばしば報道されている。こ

のように「ストレス因の蓄積によって心が折れてしまう」タイプのうつ病こそ，今日のうつ病イメージの中核をなすものであろう。こうしたタイプのうつ病の予防を1つの目的として，2015（平成27）年末以来，職場におけるストレスチェックの実施が労働安全衛生法によって義務づけられている。

　パーソナリティや生い立ちの問題がうつ病の経過に影響を与えることも多い。親がアルコール依存症などであったために成長過程の子どもが悪影響を被り，成人後の対人関係やパーソナリティにまで尾を引くことが，アダルトチャイルド（アダルトチルドレン）という言葉で表現されることがある。たとえば，いつ態度が豹変して怒り出すかわからない親の顔色を見て過ごすうちに，他人を容易に信頼できなくなり，親密な人間関係を結べなくなるといったものである。

　同様の現象は，アルコール依存症に限らず何らかの事情で家庭の養育機能が歪められた場合に，社会のさまざまな場面で観察される。そうした背景がストレス耐性を低下させて抑うつ傾向を助長したり，うつ病からの回復を遅らせたりすることも多い。

　本格的な抑うつエピソードの診断基準を満たすほど重症ではないものの，一定の抑うつ症状が長期にわたって持続するものを気分変調症（持続性抑うつ障害）という（**表 6-2**）。症状は軽めでも，治療の効果があがらず慢性化しがちであるとされる。以前には抑うつ神経症と呼ばれたものにほぼ相当し，こうしたケースでは生い立ちやパーソナリティの影響はいっそう重要であるものと考えられる。

　このように，うつ病の症状は共通であっても，その背景や原因はきわめて多様であることをよく理解しておきたい。

表 6-2　DSM-5 における気分変調症の診断基準

A．抑うつ気分が1日中存在することの多い状態が，2年以上続いている。
B．抑うつの間，以下の2つ以上が存在する。
　　①食欲の不振または増加，②不眠または過眠，③気力の減退または疲労感，
　　④自尊感情の低下，⑤集中力の低下または決断困難，⑥絶望感

（日本精神神経学会（日本語版監修），髙橋三郎，大野　裕（監訳），染矢俊幸，神庭重信，尾崎紀夫ほか（訳）：DSM-5 精神疾患の診断・統計マニュアル．p168，医学書院，東京，2014 より作成）

（2）　うつ病と適応障害

　多様な背景のなかでも，今日のうつ病イメージの中核をなすのは「ストレスの蓄積によって心が折れてしまった」という型のものである。それではストレス関連疾患とうつ病はどのような関係にあるのだろうか。ストレス関連疾患については第8章以下であらためて学ぶこととし，ここでは適応障害とうつ病の関係について見ておこう。

　適応障害（adjustment disorder）は特定のストレス因に対する反応として，情緒や行動に何らかの異常が生ずるものを指す。DSM における適応障害の診断基準を**表 8-1**（p. 120）に示したが，その C 項目に「他の精神疾患の基準を満たさない」とあることに注意したい。「他の精神疾患」のうちには，当然ながらうつ病も含まれる。ストレスに対する反応として生じた抑うつ状態であっても，抑うつエピソードの診断基準（**表 5-3**（p. 76））を満たすなら診断は「適応障害」ではなく「うつ病」になるのである。

　このように，適応障害とうつ病の区別は理論的には一応明快であるが，実際には区別の難しいことが多い。とりわけ，時間の経過とともに症状が変化することが事情を複雑にしている。第8章に示す適応障害の症例（p. 121）では，ストレス因となっている隣の家族が転居してストレス状況が解消されたため，不安感や抑うつ気分も改善された。しか

し，仮に隣人がそこに住み続けたとすれば，当事者の精神状態がさらに悪化して本格的な抑うつエピソードを示した可能性もある。そのような場合には，その時点で診断は適応障害からうつ病に変更されるのである。

　しかし現実には，当初に「適応障害」として作成された診断書がそのまま更新を繰り返されたり，抑うつエピソードの診断要件を厳密には満たさないケースに「うつ病」の診断がなされたりすることが起きやすい。医師の不適切な判断によることもあるが，実際に微妙で判断の分かれるケースも少なくない。メディアや日常会話のなかで「かくかくしかじかのストレスのせいで，誰それがうつになった」などと語られる場合，厳密にどちらなのかはわからないことが多いであろう。

　このような現実を踏まえれば，適応障害とうつ病の両者を峻別するよりも，連続したものと見るほうが理にかなっている。すなわち，適応障害の抑うつ型と，心理社会的ストレスに起因する心因性のうつ病は，重症度や持続期間に違いがあるものの基本的に同様のストレス反応であるとする見方である。そして，適応障害とストレス反応性うつ病からなるこの一群が，今日の精神科外来で最も主要な受診理由の１つであることは疑いない。

　実際に変調のきっかけとなるストレス因はきわめて多岐にわたる。若年者ならば学校・友人・異性関係や親との葛藤，成人ならば結婚・離婚，家庭の問題と職場の問題，さらには高齢者の生活の困難や介護問題など，生きていくうえでのあらゆる困難が適応障害の潜在的な原因であるといってよい。

　こうした事態の多くは，以前には地域・家庭・職場などその人の属するコミュニティ・ネットワークのなかで，その場に応じた支援を得て解決されていたであろう。多くの人々が適応障害をきたして医療現場を訪

れる現状は，わが国の社会から各種のコミュニティが急速に姿を消した
ことの必然的な結果とも考えられる。従ってこのような現状を根本的に
解決することも医療の枠内の努力では足りず，コミュニティの再構築を
待ってはじめて可能になることである。

（3）「現代型」あるいは「新型」と呼ばれる現象

　「現代型うつ病」あるいは「新型うつ病」という言葉を耳にすること
がある。21 世紀に入った頃から言われるようになったもので，従来の
うつ病のイメージとは大きく異なる印象を与えるケースが，現場で増え
てきたことを反映したものだった。

　第 5 章で見たように，本来のうつ病は心身全体を巻き込んだ重篤な不
調であり，希死念慮という症状からわかる通り本人の苦悩は深刻であ
る。しかし本人はうつ病の症状のために自責的となり，ひたすら自身の
能力・努力の不足を責めて自分が病気であることを認めない。見るに見
かねて周囲が医者へひっぱっていくのが，かつてのうつ病の典型的な経
過だった。

　これとは対照的に抑うつ症状を訴えて自ら積極的に受診する，比較的
軽症の患者が増えてきたこと，なかには自責的どころか，ストレス環境
からの逃避や周囲への責任転嫁が目立つケースがあることなどの指摘が
あり，これらを「現代型」とか「新型」などと呼ぶようになったものの
ようである。うつ病という診断から何らかの利益を引き出そうとする，
身勝手な態度や行動への非難がこの名称に託されることも少なくない。

　こうした風潮に対して，専門学会は「「現代型」や「新型」は，マス
コミ用語であって学術用語ではない」という立場をとっており，精神医
学上の公式見解は今のところ存在していない。実際のところ何が起きて
いるのだろうか。

　1980 年代以降，精神科の診療所が増加するとともに人々の意識も徐々に変わり，病気や変調の早い段階で受診することが増えた。うつ病についても例外ではなく，そのように早い段階で受診したケースが従来と違った印象を与えることは，当然ともいえる。同じ時期に DSM-Ⅳ が普及してうつ病の概念が以前より広がったことも，ケースの多様化の一因となっただろう。

　一方では，以前と違った特徴をもつケースが実際に出てきているとの指摘もある。たとえば「自己愛の傷つき」と呼ばれるパターンである。一般に人間の成長過程においては，幼児期の自己愛をほどよく制御して他人と折り合いつつ，社会適応を学んでいく。ところが昨今のわが国では，少子化その他の要因のために自己愛の制御を学ぶ機会が乏しく，就職の段階で社会性が十分に育っていない若者が少なくない。そうした若者が庇護的な環境を出て厳しい職場に入った時，自己愛を手ひどく傷つけられたと感じて不調に陥ることがある。こうしたパターンのうつ病が増えているというのである。

　自己愛の傷つきが背景にある場合でも，抑うつ気分や睡眠障害などの症状は他のうつ病と変わりがないが，自責感は概して乏しく，逆に自分を抑うつに追い込んだ環境や関係者を非難する傾向が見られるという。こうしたケースが目新しく見えるのかもしれない。

　「現代型」や「新型」は，こうしたさまざまな傾向をひとまとめに括った雑駁な造語と考えておくのがよさそうである。今日のうつ病が雑多な原因からなる症候群であることを考えれば，今後も社会の変動を反映してさまざまなバリエーションが出現してくる可能性があるだろう。

2．うつ病の治療をめぐるいくつかのトピック

（1） 内因性うつ病に対する小精神療法

　ここまでくり返し述べてきたうつ病の原因や背景の多様性は，治療の
あり方にどのような影響を及ぼすだろうか。急性期における休養の必要
性はどんなうつ病でも変わりがなく，抑うつ症状に対して抗うつ薬が有
効であることも同じである。しかし，精神療法や社会復帰へ向けての心
理的援助のあり方は，事情に応じて違ってくる可能性がある。

　笠原　嘉の提唱した「うつ病の小精神療法」というものがある。DSM
の導入以前，「うつ病」がクレペリン以来の内因性疾患を意味していた
時期に，治療者の心得として広く推奨された（**表6-3**）[2]。少し詳しく見
てみよう。

　その①に「うつ病は治療の対象となる「不調」であり，単なる「気の

表6-3　うつ病（病相期）の小精神療法

> ①うつ病は治療の対象となる「不調」であり，単なる「気のゆるみ」や「怠け」
> 　ではないことを告げる。
> ②早い時期に確実に心理的休息を取るほうが，結局は立ち直りやすいことを告げ
> 　る。
> ③予想される治癒の時点を告げる。
> ④治療の間，自己破壊的な行動（自殺など）をしないことを約束してもらう。
> ⑤治療中，症状には一進一退があることを繰り返し告げる。
> ⑥人生に関わる重要な決断（例：退職や離婚）は治療終了まで延期するよう助言
> 　する。
> ⑦服薬の重要性や副作用を告げておく。

（文献2より作成）
※ 笠原　嘉による「うつ病の小精神療法」として名高いものである。心理教育とい
う言葉が用いられるずっと以前に提唱されたものであるが，既に心理教育的な発想
が明瞭に見てとれる。

ゆるみ」や「怠け」ではないことを告げる」とあるのは，うつ病の患者にとって自身の「不調」を認めることがいかに難しいかを反映している。もとより，このように告げたところで患者が簡単に納得するとは限らないが，患者だけでなく同伴の家族や関係者にも説明の伝わる点が重要である。関係者がうつ病に関する正しい理解を共有することは，療養生活を円滑に進めるカギである。

　④に「自殺しないと約束してもらう」とあるのは驚きを招くかもしれない。自殺について話題にすることで患者に苦痛を与えないか，約束したからといって効果があるのか等，疑問が浮かぶだろう。しかし実際には，うつ病の患者は早い段階から希死念慮に悩まされていながら，それをうちあけることができずに悶々としていることが多い。それが話題にできることでかえって安心するものである。希死念慮について恐れず話題にすることは，自殺予防活動のなかでも推奨されている。

　希死念慮を確認したうえで，それがうつ病の症状であり回復とともに必ず消退することを伝え，決して早まったことをせず治療に専念するよう促す。次回の予約日に「必ず無事で戻ってきてくださいね」と伝え，患者が「わかりました」と答えるならば，自殺のリスクはゼロにはできなくともかなり低減できる。約束を守れそうにない時にはどうしたらよいか，その際の連絡手段についても確認しておくとよい。

　さらに，こうした投げかけに対して患者が返事できずにうつむいてしまうようなら，入院を考慮するタイミングなのである。うつ病は外来で治療できる病気であるが，自殺の危険がある場合は入院の適応となることを第5章で学んだ。

　⑦で「服薬の重要性や副作用を告げておく」ことも，あたりまえのように見えて深い意味がある。抗うつ薬の抗うつ作用は，2週間程度服薬し続けないと現れてこないが，副作用は開始直後から出現する。従っ

て，服薬開始当初は，プラスの効果が感じられず副作用ばかりが起きるという，患者には苦しい状態が続く。特に三環系抗うつ薬は後述のように不快な副作用が多かったため，あらかじめよく説明しておかないと服薬中止がきわめて起きやすかったのである。

このように「小精神療法」は，うつ病の精神病理や患者の思考特性，薬物療法の機微などを踏まえて編み出されたもので，今日でも大いに活用できる。ただし，これは主として内因性うつ病の治療を想定して考案されたものであることに注意せねばならない。

内因性うつ病は原因不明の脳の機能変調によるものであり，身体疾患や心理社会的ストレスに依らずに発症・進行し，やがて回復に向かう。時とともに自然に治癒する傾向のあることが，うつ病の経過における何よりの光明であり，治療にあたっては必要な時間を費やして自然治癒力を十分に発動させることが主眼となる。「日にち薬」とか「日にち膏薬」と言った表現が各地の方言にあるが，うつ病治療はその好例といえるだろう。

小精神療法は「待ち」の戦術を基本とするものであり，それはこのようなうつ病の特徴を正しく踏まえたものであった。⑥にある「重要な決定は先に延ばす」という勧めは，こうした待機戦術を象徴的に示すものといえよう。

（2）　今日のうつ病に対する精神療法の考え方

DSM 導入以後のうつ病概念の拡張は，うつ病に対する精神療法のあり方にどのような影響を与えただろうか。

急性期における休養の勧めや自殺防止，すなわち「小精神療法」の①，②，④にあたる配慮は，原因や背景にかかわらず，うつ病治療の一般的心得として重要である。必要な時間をかけて自然治癒力の回復をはかることも同様である。

　しかし，心理社会的ストレスを背景とした適応障害型のうつ病の場合，それだけで十分とはいえない。発病の背景となったストレス状況は，回復を阻み遅らせる要因として作用する。職場にストレス因がある場合など，休職して療養すればうつ病はよくなるが，元の職場に何の対策もなしに戻ればいずれうつ病が再発するだろう。このようなケースでは，急性期の抑うつ症状が改善して社会復帰の時期が近づくにつれ，ストレス状況を改善し再発を防止するさまざまな方策が必要となる。

　こうした対策は，ストレスフルな環境のあり方を改善する外向きのものと，当事者自身のストレス対処能力を高める内向きのものに大別できる。

　職場復帰にあたって配置転換や業務内容の変更を検討するのは，前者の例である。当然ながら周囲の関係者の理解と協力が必要である。一方，認知療法によって非適応的な認知のクセを修正したり，アサーティブトレーニングと呼ばれる技法で自己主張の技能を高めたりするのは，後者の例といえるだろう。うつ病に対する認知療法は，抑うつ状態の最中に行うのは難しいが，回復期の振り返りや再発予防には大きな効果が期待できる。

　このように，ストレス背景をもつうつ病の治療においては「待ち」だけでは十分ではなく，事情に応じて周囲の環境や当事者の認知のあり方に積極的に働きかけていかねばならない。パーソナリティや生い立ちの問題と関わりの深いうつ病のケースでは，さらに長い時間をかけて問題に取り組まねばならないこともあり得る。

　なお，うつ病の患者をとりまく人々の心得として「励ましてはいけない」とよく言われるが，ここには誤解のある場合が多い。この言葉はもともと，「たとえ善意からであれ，うつ病の患者をむやみに叱咤激励したりハッパをかけたりするのは好ましくない」というのが原義であった。ふがいない自分が悪いのだと思い込み，さんざん頑張った末につい

に頑張れなくなった時，重ねて「がんばれ！」とハッパをかけられたら「やっぱり自分が悪いのだ」と絶望するだろうし，それが自殺のきっかけをつくった例すらある。そうしたことへの戒めに他ならない。

同じ「励ます」にしても表現の仕方はいろいろある。「他人にはわからないつらさがあることだろうが，うつ病は必ず治るそうだから，ゆっくり休んで元気になってください」といったものであれば，励ますことを禁じる理由は少しもない。そもそも，病気の人間を励ましてはいけないというのでは，かける言葉がなくなるであろう。

自己愛的な葛藤が強くて現実の人生に直面できず，そのために回復が停滞している若者などの場合，時には治療者があえてハッパをかけることも必要かもしれない。「小精神療法」の⑥に「重要な決断は治療終了まで延期する」とあるのは，自責感の強い内因性うつ病のケースには適切な助言であるが，疾病への逃避傾向のあるケースでは本人の不決断を助長する可能性がある。

特定の教訓を金科玉条として奉じるのではなく，うつ病の特徴を知ったうえで個々のケースの事情に応じて工夫を凝らすことが大事である。うつ病概念の幅が広がった分だけ，治療や援助にも多面的な配慮が求められている。

（3） 睡眠の重要性

うつ病の治療において睡眠のもつ意味は大きい。入眠困難・中途覚醒・早朝覚醒などの不眠症状は，うつ病の初期症状としても回復の指標としても重要である。抑うつエピソードの診断基準（**表5-3**（p.76））は9項目中，（1）または（2）を含む5項目があればよいとするが，実際には不眠はうつ病にほぼ必発の症状であり，うつ病でありながら睡眠に問題がないというケースはほとんど見られない。疲れきって深く長く

眠るのは健康な証拠であり，疲れているのに眠れないのがうつ病のつらさである。

　もともと不眠傾向のある群とない群とを長期的に比較観察したところ，前者においてうつ病の発生率が有意に高かったとするアメリカでの調査報告があり，不眠はうつ病の結果としてばかりか，原因としても重要ではないかとの指摘がなされている。不眠や睡眠不足がストレス耐性を低減させ，うつ病を発症しやすくする可能性は十分に考えられる。

　一般的な不眠の訴えに対しては，まず睡眠や生活全般の状況について聴取するとともに，睡眠衛生指導を行うことが推奨される。**表 6-4**[3]はその一例であり，睡眠が生活全般にわたるさまざまな要因と関連していることが各項目から窺われる。精神科の外来で不眠が訴えられた場合，うつ病をはじめとする精神疾患の可能性を検討すべきことはいうまでもない。

表 6-4　睡眠衛生指導項目の一例

第 1 条　良い睡眠で，からだも心も健康に
第 2 条　適度な運動，しっかり朝食，ねむりとめざめのメリハリを
第 3 条　良い睡眠は，生活習慣病予防につながる
第 4 条　睡眠による休養感は，こころの健康に重要
第 5 条　年齢や季節に応じて，ひるまの眠気で困らない程度の睡眠を
第 6 条　良い睡眠のためには，環境づくりも重要
第 7 条　若年世代は夜更かしを避け，体内時計のリズムを保つ
第 8 条　勤労世代の疲労回復・能率アップに，毎日十分な睡眠を
第 9 条　熟年世代は朝晩メリハリ，昼間に適度な運動で良い睡眠
第 10 条　眠たくなってからふとんに入り，起きる時刻は遅らせない
第 11 条　いつもと違う睡眠には要注意
第 12 条　眠れない，その苦しみをかかえずに専門家に相談を

（文献 3 より一部改変）

　日本人には寝酒の習慣をもつ人が多く，不眠を自覚すると酒量が増えがちであるが，これは逆効果である。酒類は入眠を促進するものの，中途覚醒・早朝覚醒を助長して，睡眠の質を低下させる。また，抑うつ症状にも悪影響を及ぼすことが知られている。不眠症やうつ病の治療中は少なくとも節酒，できれば断酒することが望ましい。

　睡眠は均一の過程ではなく，浅い睡眠から深い睡眠へ，また浅い睡眠へと移行することを繰り返し，そこに REM 睡眠（Rapid Eye Movement sleep）が挿間する複雑な構造をもっている。こうした浅-深-浅のサイクルはおおむね 90 分前後であり，その整数倍の睡眠時間が効率的で寝覚めがよいとされる。他の疫学調査の結果とも合わせ，多くの人にとって最適の睡眠時間は 7 時間半（5 サイクル）程度と考えられるが，実際には 6 時間（4 サイクル）に満たない人も多いであろう。

　日本人の睡眠の現状について見ると，勤労者や子どもの平均睡眠時間は先進国中で格段に短く，家事労働などのため女性の睡眠不足が深刻であり，数十年前に比べて平均睡眠時間が短縮しているなど，懸念材料が多い（文献 v）。21 世紀における国民健康づくり運動（健康日本 21）は，「栄養・食生活の管理」「身体活動・運動」「禁煙・節酒」などと並んで「十分な睡眠の確保」を重要な目標として掲げたが，このうち最も達成度の低いのが「睡眠」であるとする自治体の調査結果がある。

　うつ病予防のためにも一般的な健康増進のためにも，日本人の睡眠のあり方が改善に向かうことが望ましい。

（4）　抗うつ薬と抗不安薬

　第 5 章で述べたように，最初に開発されたイミプラミンなどの三環系抗うつ薬は，強力な抗うつ作用をもつものだったが副作用も強かった。副作用の多くは三環系抗うつ薬のもつ副交感神経遮断作用によるもの

で，便秘・口渇・排尿困難などがうつ病の身体不調感をさらに強める他，不整脈など危険な症状もあった。

三環系抗うつ薬はさまざまな神経伝達物質の働きに影響を与えるため，その作用機序は不明の点が多い。より特異的な作用をもつ抗うつ薬として開発されたのが SSRI（selective serotonin reuptake inhibitors：選択的セロトニン再取り込み阻害薬）や SNRI（serotonin & norepinephrine reuptake inhibitors：セロトニン・ノルアドレナリン再取り込み阻害薬）であり，前者はセロトニン系，後者はセロトニン系とノルアドレナリン系の神経伝達を促進することが知られている。SSRI にもSNRI にもそれぞれの副作用があるものの，三環系抗うつ薬に比べれば不快感や危険が少なく，長期服用により適したものであった。最近では，うつ病の薬物療法はまず SSRI や SNRI から開始するのが常道となっているが，効果が不十分な時には三環系抗うつ薬が用いられることもある。

抗うつ薬は当初はもっぱらうつ病の治療のために用いられたが，後に一部の抗うつ薬に強迫症状を軽減する効果があることがわかった。さらに抗うつ薬にはパニック発作の抑制効果や抗不安効果があることが判明し，最近のパニック障害の治療では抗不安薬に替わって第一選択薬となっている。こうした抗うつ薬の多様な作用のメカニズムはよくわかっておらず，今後の研究が期待される。

不安を軽減する目的で用いられる抗不安薬は，ベンゾジアゼピン系と呼ばれるものが大半を占める。ベンゾジアゼピンは脳内の主要な抑制性伝達物質である GABA（γ-aminobutyric acid：ガンマ-アミノ酪酸）系の働きを増強する作用をもち，脳神経の活動を抑制する。ベンゾジアゼピンは幅広い応用範囲をもち，抗不安薬の他，睡眠薬，抗てんかん薬，気分安定薬など数多くの薬剤が実用化されている。

　ベンゾジアゼピンが開発された当初は，それ以前のバルビツール酸に比べてはるかに安全だったこともあり，世界中で広く重用された。しかし，処方された用量を遵守したにもかかわらず，減量・中止しようとすると離脱症状が出現して服薬がやめられなくなる現象(常用量依存)が報告され，長期投与の危険が明らかになってきた。現在，欧米の大半の国々では，ベンゾジアゼピン系の不安薬や睡眠薬の処方期間が2〜4週間程度に制限されているが，わが国ではまだ同様の制限が行われていない。

　ベンゾジアゼピン系の抗不安薬や睡眠薬の処方は短期間あるいは頓用に限定し，常用量依存の生じない抗うつ薬や非薬物的治療を活用するなどといった，適切な処方慣行の定着が望まれている。

引用文献

1) 日本精神神経学会（日本語版監修），髙橋三郎，大野　裕（監訳），染矢俊幸，神庭重信，尾崎紀夫ほか（訳）：DSM-5 精神疾患の診断・統計マニュアル．p168，医学書院，東京，2014
2) 笠原　嘉：うつ病（病相期）の小精神療法．季刊精神療法 4：118-124，1978
3) 尾崎章子，巽あさみ：健康づくりのための睡眠指針 2014〜睡眠 12 箇条〜に基づいた保健指導ハンドブック．厚生労働科学研究費補助金（循環器疾患・糖尿病等生活習慣病対策総合研究事業）健康日本 21（第 2 次）に即した睡眠指針への改訂に資するための疫学研究，2014
http://www.kenkounippon21.gr.jp/kyogikai/4_info/pdf/suiminshishin_handbook.pdf

参考文献

ⅰ）笠原　嘉：うつ病臨床のエッセンス．新装版，みすず書房，東京，2015

ⅱ）笠原　嘉：軽症うつ病．講談社現代新書，東京，1996

ⅲ）加藤忠史：うつ病の脳科学—精神科医療の未来を切り拓く．幻冬舎新書，東京，2009

ⅳ）宮崎総一郎，佐藤尚武（編著）：睡眠と健康．放送大学教育振興会，東京，2013

ⅴ）三島和夫：睡眠と生活習慣病との深い関係．e-ヘルスネット（厚生労働省　生活習慣病予防のための健康情報サイト）

https://www.e-healthnet.mhlw.go.jp/information/heart/k-02-008.html

ⅵ）Ashton C. H.（田中涼，ウェイン・ダグラス訳，別府宏圀，田中勵作監修）：ベンゾジアゼピン—それはどのように作用し，離脱するにはどうすればよいか（通称アシュトンマニュアル）

https://www.benzo.org.uk/amisc/japan.pdf

🖱 学習課題

- うつ病の原因や背景にはどんなものがあるか，さらに詳しく調べてみよう。
- 「うつ病の小精神療法」の各項目について意義を考えてみよう。また，実際の援助に用いるにはどのような注意が必要か，本文を読み返しながら考えてみよう。
- 日本人の睡眠の現状や睡眠衛生指導について調べて，自分自身の睡眠のあり方を振り返ってみよう。

7 | 不安障害と強迫性障害

石丸昌彦

《**目標＆ポイント**》 以前は神経症と呼ばれていた多彩な疾患群は，不安や恐怖を中心的なテーマとするものである。その中から不安障害（パニック障害，全般性不安障害）と強迫性障害をとりあげ，概念・症状・経過・治療について学ぶ。
《**キーワード**》 不安，恐怖，神経症，パニック障害，全般性不安障害，強迫性障害

1. 不安の役割と病理

（1） 不安とその意義

　不安は，そわそわして落ち着かず不快な心の状態であり，誰しもよく経験するものである。内心の主観的な違和感だけでなく，動悸・発汗・悪心・食欲不振といった自律神経系の変調や，視線の動揺・体動の増加といった行動上の変化など，何らかの身体的な表現を伴うことが多い。不安が募ってくると「居ても立ってもいられない（＝座っても立っても落ち着かない）」といった焦燥感に至ることもある。

　不安には，特定のことがらをめぐるものもある。身体の不調で詳しい検査を受け，結果が判明するのを待つ間の不安などはその例である。一方では，漠然として理由のわからない不安もある。気にかかって思いめぐらしているうちに，ふと理由に思いあたり，それで不安が消えることもあれば，逆に募ることもあるだろう。

　ここ数日，何か落ち着かない気持ちを感じていた母親が，遠方の学校

に行って一人暮らしをしている娘から，しばらく連絡がないことに思い
あたる。考えれば考えるほど何かあったような気がしてならず，凶悪犯
罪のニュースを見て動悸が止まらなくなった，などといった場合であ
る。

　不安は不快な感情であるから，誰しもこれを解消するために何らかの
対処行動をとる。上記の例ならば，娘に連絡してその安全を確認しよう
とするだろう。その結果，元気であれば「取り越し苦労」と笑い話です
むが，もしかすると娘が病気で寝込んでいたことがわかるかもしれな
い。

　こうした場合，母親が不安を感じてそれを解消する行動をとったこと
が，現実の問題への有効な対処につながったことになる。そこに不安が
介在することで対処行動への動機づけが高まり，対処がより迅速になっ
ている。このように不安は不快な感情であるが，日常生活のなかで生じ
る危険や困難に対して，警戒信号としての重要な役割をも果たしてい
る。

　恐怖にも同様のことが言える。恐怖は不安と似ているが，いっそう差
し迫った鋭い情動であり，より切迫した具体的な危険と結びついてい
る。自然のなかで獰猛な野生動物に出くわす場面を想像すればわかりや
すい。恐怖はこれに伴う交感神経系の反応とあいまって，危険な状況か
らの速やかな離脱を促すとともに，そのために必要な身体機能を瞬時に
動員する意義をもつ。恐怖は不安以上に耐え難いものであるが，だから
こそヒトの生存や適応に不可欠の役割を果たしてきたのである。

　不安や恐怖のこのような意義は，身体の次元における痛みになぞらえ
ることができる。ただし，痛みの強さやパターンが生理的におおよそ決
定されているのと比べ，どんな場合にどれほどの不安を感じるかは先天
的に決まっている部分もあるものの，成長過程で学習する部分が大き

い。社会経験の乏しい少年少女が，好奇心や軽率さから犯罪事件に巻き込まれたりする背景には，しばしば不安をめぐる学習体験の不足が関与しているだろう。

　不安は生理的現象であるとともに，学習によって形成される心理社会的現象でもあって，そこに時代や文化の影響が反映されることになる。

（2）　不安の病理と神経症

　このように不安は社会適応上，必要かつ有用な心理現象であるとはいえ，強すぎたり長く続いたりすれば，それ自体が苦しい症状となってくる。不安の原因が不明な場合や，原因が簡単に解消できない場合などは特に苦痛が大きい。そのように量的または質的に通常の範囲を外れた不安は，精神疾患の経過のなかで頻繁に現れるものであり，そのパターンには，**表 7-1** に示す通りさまざまなものがある。不安の問題は程度や形の違いこそあれ，あらゆる精神疾患に伴って生じると言っても過言ではない。

　なかでも表の②，③は不安をテーマとする精神疾患の代表的なものであり，伝統的に神経症と呼ばれてきた。神経症という言葉はノイローゼ（Neurose　（独），英語では neurosis）の翻訳語である。「精神病」という概念（Psychose（独），英語では psychosis）が，幻覚妄想など重い症状を示す精神疾患を指すのに対して，「神経症」はそうした症状を示さない比較的軽症の疾患の総称として使われた。殊にフロイト（Freud，S）の創始した精神分析学において，神経症は心理的な原因によって発症する心因性疾患と考えられ，各疾患の発症メカニズムについて精緻な理論が編み出された。

　その後こうした理論に合致しない所見が多く指摘され，より中立的な視点からこれらの疾患を見直すため，DSM は第 3 版（DSM-Ⅲ）以降，

表7-1　不安をめぐるさまざまな病理

	不安の特徴	疾患の例
①	不安の成り立ちは合理的であるが，不安の程度が強くて苦しい	適応障害
②	合理的な理由がないのに不安や恐怖が生じる	パニック障害，全般性不安障害，恐怖症
③	不安が加工されて特有の症状が現れる	転換性障害，強迫性障害
④	他の精神疾患に伴って強い不安が生じる	統合失調症，うつ病
⑤	パーソナリティの問題のために不安を生じやすく，不安に対する耐性が低い	境界性パーソナリティ障害

神経症という言葉そのものを廃止した。これに関してはさまざまな議論があったが，新たな用語や考え方はその後しだいに浸透し，2018（平成30）年に公表された ICD-11 は概ね DSM と一致した名称を採用している。神経症という名称は過去のものになりつつあるようである（**表7-2**）。

　名称の問題はさておき，不安という基本的な精神現象のあり方や，これに対する生体の反応に基づいて，多彩な精神疾患を比較検討していくことは有益な視点であろう。以下，かつて神経症と呼ばれた疾患のなかから代表的なものを順次見ていくことにする。

　なお，第2章で詳しく説明したように，英語の disorder の訳語について現在は流動的な状態にあり，DSM-5 の日本語版ではそれぞれの疾患名について「−症」と「−障害」を併記している（**表7-2**）。煩雑を避けるため，以下では従来通り「−障害」を使用するものとする。

表 7-2　神経症関連疾患の分類と名称

以前の名称	DSM-5 における名称
恐怖症	限局性恐怖症 社交不安症／社交不安障害（社交恐怖） 広場恐怖症
不安神経症（急性発作型）	パニック症／パニック障害
不安神経症（慢性型）	全般不安症／全般性不安障害
強迫神経症	強迫症／強迫性障害
ヒステリー	変換症／転換性障害（機能性神経症状症）
	解離症群／解離性障害群
心気症	病気不安症

※○○症／○○障害と併記されているのは日本語への翻訳段階で行われたもので，原語の disorder の訳語をめぐる混乱の現れである（第 2 章参照）。

2．不安・恐怖を主症状とする疾患

（1）　恐怖症（phobia）

　現実には危険のない対象や状況に対して，いわれのない強い恐怖を抱くものが恐怖症である。

　恐怖症は，限局性恐怖症，社交恐怖（社交不安障害），広場恐怖症の 3 つに分けて論じられることが多い。

a．限局性恐怖症（specific phobia）

　特定の対象や状況に対するいわれのない恐怖である。対象は人によって多彩であり，特定の動物（ヘビ，クモ，昆虫，鳥，カエルなど）をはじめとして，雷，飛行，暗闇，高所，閉所，血液など枚挙に暇がない。ただし，危険な毒ヘビの生息する地域の住人が，ヘビの居そうな草むら

を恐れるのは，現実の危険に対する当然の恐れであって神経症ではない。無毒・無害とわかっていても理屈抜きに恐いのが恐怖症である。こういった恐れは，たとえば古典落語の「饅頭こわい」で語られるように古くから知られていた。軽度のものまで含めると，限局性恐怖症は精神疾患のなかで最も頻度が高いものと推測される。

　限局性恐怖症は比較的若い時期に形成され，長期にわたって症状の動揺が少ないものである。系統的脱感作法などの認知行動療法が有効とされるが，若年期に成立した恐怖反応を修正することは簡単ではないだろう。多くの患者は苦労して症状を克服するよりも，日常生活のなかで恐怖の対象を回避する工夫をしているようである。ヘビ恐怖の患者にとって，都会のマンションに住むか田園地帯に住むかは大きな違いであり，仮に症状が重くとも都市部に住む限りは特に治療の必要もないであろう。

b．社交恐怖（social phobia）／社交不安障害

　社交場面のように，比較的少人数の集団内で注目されることに対して強い不安や恐怖を抱くものである。そうした状況を回避する結果，職業や学業における機能低下や，地域生活の困難を生じることになる。架空の症例を示す。

■症例

　25歳男性。大学中退後，工場の検品係として働いている。高校時代は活発に過ごしていたが，大学に入って環境が変わってから人前でひどく緊張するようになった。授業であてられると声が震え，ひどく汗をかく。高校から一緒に進学した友人とは話せるが，それ以外の級友や初対面の相手と話す時は顔がこわばり，頭が真っ白になってしまう。挙動不審に陥り，後から自己嫌悪に悩むことの繰り返しで，つい

には授業への出席が困難になって退学した。

　親の知人の紹介で，対人的な接触の少ない上記の仕事に就いた。この職場では特に問題なく，仕事ぶりは正確で良心的との評価を受けている。家族や昔からの友人に対しては温かくこまやかな配慮を見せるが，知人の結婚式など社交場面にまったく出られない。心配した親に連れられて精神科を受診した。

　社交不安障害の可能性があることを説明したうえで，抗うつ薬の服用と患者グループワークへの参加を勧めたところ，半年後には顕著に改善して趣味のサークルに参加できるようになった。

　社交不安障害の症状は，自己評価の低さや批判に対する恐れと関連するものと考えられている。上記症例のように青年期に初発することが多いのは，この時期における自意識の高まりと自信の乏しさを考えれば理解しやすい。症状や重症度はさまざまであり，他人との食事や異性との出会いなど特定場面に限定されるものから，ほとんどすべての社会状況に拡散するものまである。

　社交不安障害は性格的なものと思われがちであるが，もともと社交的な性格の者に生じることもあり，性格とは別の問題である．事実，薬物療法や認知療法に反応する例がかなりあるという。もともとの性格であれば，回避性パーソナリティ障害の可能性が考えられる。ただ，両者の区別は理論的にも実際にも難しい場合が多い（第10章参照）。

　社交不安障害に似た現象としてわが国で昔から「対人恐怖」と呼ばれてきたものが，DSM-5のなかに「taijin kyofusho」として紹介されている。「自己の外見や動作が他者に対して不適切または不快であるという思考，感情または確信」をもち，「このために対人状況についての不

安と回避を生じる」ものと解説されている。社交不安障害が他者から受ける評価への懸念であるのに対して，対人恐怖は他者に対して不快感を与えることへの恐れが中心である。両者の微妙な違いに，文化的な背景が反映されているという指摘もある。

c．広場恐怖（agoraphobia）

仮に不測の事態が起きた際に，脱出したり助けを求めたりできないような場所や状況に置かれることへの恐怖である。広場恐怖という名称は翻訳に由来するもので，現代の日本では広場よりも電車などの閉鎖空間を思い描くと理解しやすい。

限局性恐怖症とは対照的に，人生のある時期に何らかのきっかけで症状が発生することが多いとされる。実際には次に述べるパニック障害に続発する場合が大半であり，治療もこれに準じて行う。

（2）　パニック障害（panic disorder）

かつて不安神経症と呼ばれたものの急性型にあたるのがパニック障害である。

■症例

30歳女性，会社員。激務で過労・睡眠不足が続いていた。

ある朝，通勤中の電車内で突然激しい動悸と息苦しさに襲われた。どっと冷や汗が溢れてきて恐怖に見舞われ，そのまま死ぬのではないかと思った。次の駅で降りて救急車で搬送されたが，その間しだいに発作はおさまり，病院の検査では特に異常は見つからず帰宅した。

その後も同様の発作が通勤中に何度か起きた。電車に乗ればまた発作が起きるのではないかと不安が募り，駅へ向かう道で気分が悪くなったり途中駅で下車して休んだりするため遅刻や欠勤が増え，しだ

いに外出そのものが苦痛になってきた。

　家族に勧められて精神科のクリニックを受診し，パニック障害の診断を受けた。怠けや気のゆるみではなく病気であるが，生命に関わるものではないこと，有効な治療法があることなどを説明されて少し安心した。抗うつ薬の処方を受けるとともに，医師の診断書を職場に提出して時差出勤を許可してもらった。規則正しい生活を心がけ服薬を続けたところ，発作は止んでしだいに楽になってきた。

　動悸・息苦しさ・めまい・冷や汗などの自律神経症状が突発し，同時に強い不安を生じるのがパニック発作であり，そのような発作を反復するのがパニック障害である。初回の発作は何の前ぶれなく突然に生じるもので，特定の場所に限らずどこでも起き得る。

　その際に続発する不安は非常に強く，「このまま死んでしまうのではないかと思った」などと表現されることが多い。心臓発作などの疑いで救急搬送されることが多いが，パニック発作の持続時間は数分から数十分なので，病院に着いた時にはあらかたおさまっており，それから検査を行っても異常は見つからない。診療した医師がパニック障害という病気を知らないこともあり，そのような場合には苦しい思いをしながら原因がわからないため，不安がいっそう募ることになる。

　パニック発作が続くと，患者は「また起きるのではないか」「次はいつどこで起きるだろうか」と予測をめぐらせて不安になる。これを予期不安という。予期不安は危険に対する警告信号であるが，それ自体が1つの不安であるため，パニック障害の症状を増強したり，発作の呼び水になったりして悪循環を起こしやすい。不安が昂じて電車などに乗れなくなるのは前述の「広場恐怖」の一型であり，パニック障害ではきわめて生じやすい。広場恐怖は日常生活に著しい困難をもたらすものであ

り，これを背景に本格的な抑うつ状態に陥るケースもある。

　パニック障害の発病危険率は1〜3％とも言われ，かなり頻度が高い。男性よりも女性に多いとされるが，男性では受診に至らないケースが多いことによる，見かけの差に過ぎないとの見解もある。

　幸いパニック障害には薬物療法が有効であり，抗うつ薬や抗不安薬が用いられる。かつては抗不安薬が第一選択とされたが，常用量依存の危険が認識されるにつれ継続的な処方が控えられるようになった。一部の抗うつ薬には抗パニック作用があり，抗うつ薬には抗不安薬のような依存の危険がないことから，現在ではこれらの抗うつ薬が第一選択薬として推奨されている。

　心理教育，すなわち病気の経過や治療に関する適切な情報共有を行うことは，得体の知れない発作性疾患で狼狽しているパニック障害の患者に対しては特に有益であり，また必要である。初期治療が迅速に行われて発作が抑制されれば予後は良好であるが，対応が遅れて予期不安とパニック発作の悪循環を生じ，広場恐怖や抑うつ状態を併発してからでは，治療の効果があがらず長期化することが珍しくない。

　パニック障害は，以前は不安神経症と呼ばれ，「神経症は心因性疾患である」との考え方に沿って，不安原因を幼少期に遡って探索することもあった。現在では，自律神経の暴走とも言えるパニック発作のメカニズムを生物学的な方向から検討する研究が盛んである。治療に関しても時間をかけて不安の原因を詮索するより，まず苦しい発作を薬物療法や生活の工夫で抑えることが先決と考えられている。

　時には症状がおさまってくるにつれて，背景にあった不安や葛藤が語られることもあり，そうした場合にはあらためて精神療法的な対応が必要となる。

（3）　全般性不安障害（generalized anxiety disorder）

　不安神経症と呼ばれたものの急性発作型がパニック障害であるのに対し，慢性型にあたるのが全般性不安障害である。特に合理的な根拠のない慢性的な不安が長期にわたって出没するのが特徴である。

■症例

　34歳女性。もともと明るい性格。夫との間に2人の子どもをもうけ，パート仕事をしながら主婦として平穏に暮らしていた。ある時，親しい友人が交通事故にあって入院した。見舞いに行った時は元気だったが，その後容態が急変してしばらく意識のない状態が続いた。幸い回復したものの，このことがあった頃から自分や家族も事故にあうのではないかとの心配が募り，しだいに頭から離れなくなった。夫や子どもの帰りが少し遅れると胸騒ぎがして落ち着かない。連休は家族そろって過ごすので安心できるものと期待したが，実際には頭痛やめまいが止まずいらいらが続いた。連休明けに内科を受診したところ特に問題はないと言われ，原因がわからないのでかえって不安な気持ちが募ってきている。

　このように，自分自身や家族が病気や事故にあうのではないか，仕事が失敗するのではないかなど，さまざまなテーマに関する過剰な不安や心配が何かにつけて出没する。主観的な不安感ばかりでなく，発汗・動悸などの自律神経症状や振戦・筋緊張性頭痛などの運動性緊張症状を伴い，それが主訴となって内科などを受診することも多い。

　全般性不安障害は女性に多く，しばしばストレス因に影響されて症状が動揺し，長期化することが少なくない。もともと心配性であるとは限

らず，元来は明るい性格の人がふとしたことやライフイベントがきっかけで発症することもある。小児にも見られ，症状として身体的な訴えを繰り返すことが多いという。

対症療法的に抗不安薬が処方されることが以前は多かったが，経過が長期にわたることもあって常用量依存（第6章参照）を生じる危険が大きく，現在では推奨されない。薬物とりわけ抗不安薬の処方は必要時の頓用にとどめ，発症状況やパーソナリティ特性に応じて適切な精神療法的援助を行うことを優先すべきである。

全般性不安障害など不安の臨床において，特に注意しておきたいことがある。本章の冒頭に述べた通り，不安という感情は健康な日常生活において必要なものである。ところが，過剰で病的な不安を低減し除去する治療を行っているうちに，すべての不安を取り除くことが治療の到達点であるかのような錯覚を患者が抱き，時には治療者もこれに巻きこまれてしまうことがある。そうなれば治療は終わりが見えなくなり，薬物療法を終結することも難しくなる。

このようなことを避けるためには，患者と治療者との間で治療の目的について随時確認することが重要であろう。漫然とした抗不安薬処方はこの意味でも望ましくない。

3. 強迫性障害（obsessive-compulsive disorder）

強迫性障害は，強迫観念（obsession）と強迫行為（compulsion）を主な症状とするもので，以前は強迫神経症と呼ばれた。DSM-Ⅳでは不安障害の一つに位置づけられていたが，DSM-5 では独立の群として分離された。

「強迫」という言葉は，「自分でも不合理だと思いながらも特定の観念や衝動を抑えることができず，強いて抑えようとするとかえって不安が

強まる」という一連の現象を指すものである。日常表現を用いて言い換えるならば，「あることが気になって仕方がない」，あるいは「あることをしないと気がすまない」といったことである。このように「気になる」「気がすまない」という気働きが過剰になったものが強迫現象であり，その背後に不安が隠されているものと考えられる。

■症例

　21歳男性，大学3年生。親元を離れてアパート暮らしをしている。

　半年ほど前から，鍵やガスの元栓の確認に時間がかかるようになった。はじめは出かけた後でドアの鍵を閉めたかどうかが気になり，駅から戻って確認するという程度だったが，しだいにエスカレートしてきた。出かける際に鍵の開け閉めを7回行わないと気がすまず，それを怠ると悪いことが起きるような気がして落ち着かない。やがて7回では不十分な気がして7×7＝49回行うようになった。最近ではそれでも安心できず，49×7回行わないと出かけられなくなっている。

　近隣の人に見とがめられたくないので，人の気配がすると中断して室内に入り，人が立ち去ってからあらためてやり直す。施錠が完了した後でガスの元栓を閉めたか気になり，中に入って確認することもしばしばである。ガスの元栓についても同様に決まった回数閉め直し，それからドアの施錠をやり直すので非常に時間がかかる。このため遅刻や欠席が増えて成績が急落し，部活動やアルバイトもできなくなってきた。

　上記に示したのは，確認強迫と呼ばれる一例である。安全や確実さをめぐる強迫的不安（強迫観念）が生じ，その防衛としてガスの元栓や鍵

を際限なく閉め直す確認強迫（強迫行為）が出現している。強迫行為は
厳密な規則にしたがって行われ，その回数に関してこだわりが生じる場
合が多い。

　強迫症状の他の例として，「手や身体が汚れているようで気になって
仕方がない」という不潔恐怖（強迫観念）と，「手や身体を繰り返し洗
わないと気がすまない」という洗浄強迫（強迫行為）の組み合わせもよ
く見られる。この場合も一日の時間の大半を手洗いやシャワーに費や
し，本人の手などがひどく荒れるばかりか，トイレや風呂場を長時間占
拠されて家族全体の生活に影響が生じることもある。

　このほか，対称性や正確さに対するこだわり（物品を左右対称に置け
ているか，決まった手順通りに食事や身づくろいができているか）や，
自分自身の言動についての懸念（卑猥なことや暴力的なことが頭に浮か
び，そうしたことを人前で言ったり実行したりするのではないかと心配
になる）などもしばしば見られる。

　強迫性障害は，思春期・青年期に発症することが多い。発症率に男女
差はなく，10代の発症例では男性の方がやや多いとの報告がある。神
経症と呼ばれていた疾患は概して女性に多いので，男女差のないことは
この障害の一つの特徴である。以前にはまれな治りにくい病気であると
考えられていたが，実際には有病率がかなり高く，その中には治療に反
応してよくなるケースも少なくないことが最近の研究で報告されてい
る。

　几帳面でこだわりの強い強迫性格の結果と見なされがちであるが，実
際にはどんな性格の人でも発症の可能性がある。また，患者の約半数は
何らかのストレスフルなできごとに続いて発症しているとの指摘があ
る。このように，強迫性障害と強迫性パーソナリティとは別個のものと
する考え方が最近では有力である（第12章参照）。

　治療として，現在では薬物療法と行動療法が推奨されている。

　強迫性障害の患者の少なくとも一部に対してクロミプラミンや SSRI などの抗うつ薬が有効であり，強迫症状の改善が期待できることがわかってきた。

　行動療法では，患者の強迫観念や不安を扱うのではなく強迫行為に焦点を合わせ，現状を綿密に評価したうえで問題行動を段階的に減らしていくことをめざす。行動療法は薬物療法と同程度あるいはそれ以上に有効であるうえ，効果がより長続きするとも言われる。

　強迫性障害では初期において治療への抵抗が見られることが多いので，薬物療法や行動療法の開始に先立って患者の心理や置かれている状況をよく理解し，十分な説明を行って動機づけに努める必要がある。予後はさまざまであり，治療によって患者の半数は中程度の軽快を示し，残りの半数のうち，顕著に軽快するものと不変ないし悪化するものとが半々であるとの報告がある。

　強迫性障害やその傾向は他の精神障害と合併することがよくある。特にうつ病との合併が多いほか，社交不安障害や摂食障害でもよく見られ，統合失調症の前駆段階において強迫症状が現れることもある。

参考文献

 ⅰ）田島　治：社交不安障害―社交恐怖の病理を解く．ちくま新書，東京，2008
 ⅱ）坪井康次（監修）：パニック障害 正しい知識とケア（患者のための最新医学シ
　　リーズ）．高橋書店，東京，2015
 ⅲ）原田誠一（監修）：強迫性障害のすべてがわかる本．講談社，東京，2008
 ⅳ）山上敏子：新訂増補 方法としての行動療法．金剛出版，東京，2016
 ⅴ）青柳ちか：パニックママでもいいじゃない．DHC，東京，2008
 ⅵ）大原由軌子：大原さんちのダンナさん―このごろ少し神経症．文春文庫，東
　　京，2009

学習課題

● 自分自身や周囲の人々がどんな時に不安を感じ，どのように対処して
　いるかを観察しながら，不安の役割や意義について考えてみよう。

● 不安や恐怖を主症状とする疾患のなかから 1 つ選び，その症状・経
　過・治療などについて調べてみよう。

● 神経症概念をめぐる歴史について調べ，そこに現われているさまざま
　な考え方や立場を対比してみよう。

8 | ストレスとストレス関連障害

石丸昌彦

《**目標＆ポイント**》　ストレス概念は，現代人のメンタルヘルスを考えるうえでとりわけ重要である。強いストレスをもたらすできごとによる精神の変調として，適応障害，急性ストレス障害，心的外傷後ストレス障害，解離性障害，転換性障害などをとりあげ，その症状・経過・治療について学ぶ。
《**キーワード**》　適応障害，ストレス障害，PTSD，解離性障害，転換性障害

1. ストレスとストレス反応

（1）　ストレスと精神疾患

　精神疾患の発症に関して，遺伝などによる先天的な要因と，出生後の後天的な要因がさまざまな形で影響を及ぼすことを第2章で学んだ。このうち**図2-1**（p.24）の右よりに位置する疾患は，後天的要因とりわけストレス因が発症に強く影響するものであり，本章で扱う適応障害やストレス障害がその典型である。

　ストレスの概念と理論については第9章でも紹介するが，さしあたりストレス体験を2種類に分けて考えておくと理解しやすい。すなわち，特定のできごとによって強いストレスに集中的に曝されるものと，日常生活のなかで比較的軽度のストレスが持続的に蓄積されるものである。本章のテーマであるストレス障害は前者に相当する。

　後述するように，こうしたストレス性の精神的変調は現代に限ったものではなく，人類発祥以来，常に見られた現象であっただろう。より大きく変化したのは，そうした事態を「病気」として認識する人間の考え

方のほうかもしれない。

　以下，DSM-5 の分類に沿って学んでいく。適応障害やストレス障害は特定の原因があることを診断の条件としており，症状による診断を基本とする DSM 分類のなかにもこうした類型が存在するのである。

（2）　適応障害（adjustment disorders）

　第 6 章で述べたように，適応障害は今日の精神科の診療場面できわめて頻繁に出会うものである。DSM-5 によるその診断基準を**表 8-1**[1]に示した。適応障害の診断にあたっては，それぞれのケースに優勢な症状に従って，「抑うつ気分を伴う」「不安を伴う」「不安と抑うつ気分の混合を伴う」などと下位分類を付記することが求められている。

　このことからもわかる通り，適応障害を特徴づける特別な症状があるわけではない。抑うつ気分や不安といったありふれた症状が，特定のストレス因によって起きたことを示すのが，適応障害という概念の意義で

表 8-1　DSM-5 による適応障害の診断基準

A．はっきりと確認できるストレス因に反応して，そのストレス因の始まりから 3 カ月以内に情動面または行動面の症状が出現
B．これらの症状や行動は臨床的に意味のあるもので，それは以下のうち 1 つまたは両方の証拠がある 　（1）症状の重症度や表現型に影響を与えうる外的文脈や文化的要因を考慮に入れても，そのストレス因に不釣り合いな程度や強度をもつ著しい苦痛， 　（2）社会的，職業的，または他の重要な領域における機能の重大な障害
C．そのストレス関連障害は他の精神疾患の基準を満たしていないし，すでに存在している精神疾患の単なる悪化でもない
D．その症状は正常の死別反応を示すものではない
E．そのストレス因，またはその結果がひとたび終結すると，症状がその後さらに 6 カ月持続することはない

（日本精神神経学会（日本語版用語監修），髙橋三郎，大野　裕（監訳），染矢俊幸，神庭重信，尾崎紀夫ほか（訳）：DSM-5 精神疾患の診断・統計マニュアル．p284, 医学書院，東京，2014 より作成）

ある。ストレス因発生から3カ月以内に発症し，ストレス因終結から6カ月以内に改善するという時間的な条件も，ストレス因との因果関係を裏づける意味をもつ。

「症状が他の精神疾患の基準を満たさない」というC項目も重要であり，ストレス因に続発した変調であっても，うつ病や全般性不安障害の診断基準を満たす場合は，これらの診断を優先することになる。実際には判断の難しいケースも多く，とりわけストレス反応性のうつ病と適応障害の区別はしばしば曖昧になりがちである（第6章参照）。

■症例

67歳女性，夫と死別後，マンションで1人住まいをしている。

隣室に入居してきた家族に幼い子どもがいて，そのいたずらや騒音があまりにひどいため母親に注意したところ，逆に怒鳴られて激しく文句を言われ，気が動転してしまった。それ以来，ことあるごとに睨みつけられたり，ベランダ越しに聞こえよがしに悪口を言われたりする。顔を合わせるのが怖くて一日中びくびくして過ごすうちに，次第に食欲がなくなり，眠りが浅くなってきた。動悸や頭痛がして家事も手につかず，地域の集まりに出るのも億劫になってきたので，近くの精神科クリニックを受診し睡眠薬などの処方を受けた。医師からは，マンションの管理人に仲裁に入ってもらうか，家族に同居してもらうなどの対策をとるよう勧められたが，いずれも実行できそうにない。

いっそのこと引っ越そうかと思いつめたが決心できずに過ごすうち，隣室の家族のほうが半年ほどで出ていった。代わりに入居してきたのは穏やかな高齢の夫婦で，久々に安心して眠ることができた。その後は落ち着いて過ごすことができ，2カ月ほどですっかり回復して

薬も不要となった。

　この例に示したように，適応障害は「日常生活のなかで起こりがちな困難に対する順応の失敗」と考えれば理解しやすい。そのように定義される適応障害は，今日のストレス社会の縮図を提供するものともいえる。

　適応障害の場合，ストレス因がなければ障害は起きなかったのであるから，ストレス因が原因であることはその意味では明らかである。しかし，同様のストレス因にさらされた場合にすべての人が同様の障害を起こすとは限らない。多くの人が適応できる状況において，その人は症状を起こしたのだとすれば，個体側の素質や対処方略についても検討する必要があるだろう。

　従って，適応障害の治療にあたってはストレス因を除去・軽減するための環境調整を行うとともに，必要に応じて認知行動療法や内省的な精神療法を適用することも考えねばならない。患者の置かれた状況を多面的に考慮し，患者のパーソナリティや適応能力を考えあわせながら診療を進めることが求められ，治療者の腕の見せどころとも言える。

　抑うつ・不安・不眠などの症状に対して薬物療法が用いられることが多いが，漫然と長期投与せず経過に合わせて用い，回復とともにすみやかに減量・中止することが重要である。

（3）　ストレス障害（stress disorders）〜ASD と PTSD

　適応障害の場合に想定されるストレス因子は，おおむね今日の社会のなかで正常人が経験する範囲内にあり，個体の側が何らかの事情でこれに適応しきれず症状を呈したものである。これに対して，通常の日常生活の範囲を越えた異常なできごと，たとえば戦争，自然災害，火災や交

通事故，暴力，犯罪などに曝され，自分自身や家族などの生命や安全が脅かされた場合には，誰でも極めて強い感情的ストレスを体験する。このように破局的なできごとがもたらす感情的ストレスを心的外傷あるいはトラウマ（trauma）と呼び，その結果として生じる精神的な変調をストレス障害（stress disorder）と呼ぶ。適応障害が「ありがちのできごとに対する順応の失敗」であるのに対して，ストレス障害は「ありえないできごとに対する無理もない反応」と表現できる。

　DSM-5 は，トラウマ体験の直後から症状が出現し，3 日〜1 カ月持続した後におさまる急性・一過性のケースを ASD（acute stress disorder：急性ストレス障害）とする。これに対して，症状が 1 カ月を超えて続く長期持続的なものが，PTSD（post traumatic stress disorder：心的外傷後ストレス障害）である。PTSD の場合，トラウマ体験から症状発生までに数週〜数カ月の遅延の見られることが多い。実例に取材した症例を示す。

■症例

　25 歳女性。西日本の実家から東京の大学院に進んで 1 人暮らしをしている。休暇で実家に戻っていたとき，その地域一帯を強い地震が襲った。無我夢中で家の外に避難し，擦り傷程度ですんだが家は半壊した。親しくしている隣家の女性が逃げる時に階段から落ち，血まみれで病院に運ばれていくのを見た。自室に戻ると，重いテレビが寝ていた枕すれすれに横倒しになっていた。すぐには何とも思わなかったが，数日経ってからふと，テレビが頭の上に倒れていたらと考えてゾッとした。

　数日後に新学期が始まり東京に戻ったが，その晩から眠りが浅く，

天井が落ちてくる夢を見ては飛び起きるようになった。日中は頭がぼんやりする一方で気持ちが落ち着かず，電話やノックなどの音で驚愕して動悸がおさまらなくなる。不意に涙がこみあげて泣きじゃくることもある。アパートの周囲は民家や商店が建て込んでおり，何か落ちてきたり倒れてきたりしないか心配で，外出するのが恐ろしい。地震のニュースを見聞きするのがいやで，テレビやラジオも点けられない。勉強が手につかず，食事も喉を通らなくなってきた。尋ねて来た友人に勧められ，タクシーを使って精神科を受診した。

　トラウマ体験直後の急性期には，注意散漫や見当識障害などの他，現実感の消失や健忘などの解離反応（後述）がよく見られる。その後の経過のなかでストレス障害を特徴づける症状として，DSM は**表 8-2**[2]のB～Eにわたるさまざまな症状を列挙している。トラウマ体験（A）を繰り返し再体験することが続き（B），これを回避しようとして努力するものの（C），認知や感情が否定的に傾いて（D），気持ちが昂ぶり落ち着かない（E）という一連の流れが見てとれる。

　こうした状態が持続すると患者は症状に耐えることで精一杯となり，日常の活動に生き生きと取り組む余裕がもてなくなる。過去にとらわれてしまい，現在を楽しんだり未来をイメージしたりできない状態である。抑うつ状態を併発することも多く，不安を抑えようとして酒や薬物の乱用に至ることもある。

　ASD の症状も基本的には同じであり，PTSD とは経過によって区別される。上記の症例は受診の時点でストレス障害の典型的な症状を呈しているが，すみやかに回復して ASD の転帰をとるか，症状が遷延・長期化して PTSD 化するかは，その後の経過にかかっている。

　外傷的なできごとが後になって重篤な精神症状を引き起こすことは，

表 8-2　DSM-5 による PTSD の診断基準（要約）

A. 心的外傷体験（危うく死にかかる，重傷を負う，性的暴力を受けるなどを直接体験したり，目撃したり，近親者に起きたことを聞かされたりする） B. 心的外傷体験の再体験（反復想起，悪夢，体験を再現するかのような行動） C. 心的外傷体験を想起させる刺激や状況の持続的回避 D. 心的外傷体験に関連した認知や気分の否定的な変化（体験内容についての解離性健忘，自分自身や他者への不信・非難） E. 睡眠障害や易怒性，驚愕反応などの過覚醒症状

（日本精神神経学会（日本語版用語監修），高橋三郎，大野　裕（監訳），染矢俊幸，神庭重信，尾崎紀夫ほか（訳）：DSM-5 精神疾患の診断・統計マニュアル．p269-270，医学書院，東京，2014 より作成）

古くは第一次世界大戦における戦場体験に関連して注目された。20 世紀後半にはアメリカでベトナム戦争経験者のストレス障害が指摘され，さらに戦争に限らず非日常的な外傷的体験が同様の障害を引き起こすことから，PTSD という概念が成立した。

　原因となるトラウマ体験として，アメリカの男性では現在でも戦争体験が最も多く，女性では性犯罪被害が最多とされる。子どもの PTSD も国や地域を問わず深刻な問題である。基本的な症状は成人と同様であるが，外傷体験を言葉で語る代わりにその主題を表現する描画や遊びを繰り返すなど，年齢に応じた症状の修飾が見られるという。また，大規模自然災害や火災などの際に，援助者が援助作業のなかで悲惨な場面を目撃して PTSD に陥ることも指摘され，二次的外傷性ストレス（secondary traumatic stress；STS）などと呼ばれる。

　PTSD の概念はこのように新しいが，こうした精神的変調が古くから存在したことは想像に難くない。わが国でも，とりわけ第二次世界大戦とその後の時代には，膨大な数の人々が PTSD に悩まされてきたであろうし，それは現在なお終わっていない。1995（平成 7）年の阪神・淡路大震災，2001（平成 13）年の大阪教育大学附属池田小学校における

大量殺人事件などを機に PTSD 対策が求められるようになったが，その必要性を決定的に印象づけたのは 2011（平成 23）年 3 月 11 日の東日本大震災と，その後の原子力発電所事故による放射能汚染であった。

精神的外傷を受けた患者の援助にあたっては，支持的に接して安全保障感を養うこと，リラクセーション技法などを用い心身の緊張を和らげること，そのうえで苦痛な体験の言語化を促し，それが過去のものであって現在の脅威ではないと実感させることが有効とされる。ただし患者によっては外傷の記憶に圧倒される危険もあるため，治療のあり方は患者の事情やパーソナリティ特性に応じて個別に検討せねばならない。

PTSD 治療を目的とした認知行動療法的なアプローチが工夫され，PE（prolonged exposure：持続エクスポージャー）や EMDR（eye movement desensitization and reprocessing：眼球運動による脱感作および再処理法）などの技法が注目されている。抑うつ・不安・過覚醒などの症状に対して抗うつ薬を中心とした薬物療法も補助的に用いられる。

外傷的なできごとに遭遇した人々のなかに，PTSD を発症する人としない人があるという事実も見逃せない。最近の研究はこの点に注目し，外傷に対する個人の抵抗力の由来を検討するものが多い。病前の社会適応がよい者や，社会的支援を豊かに受けられる者ほど予後がよいとされることは理解しやすい。また，青壮年に比べて子どもや高齢者は予後が悪いとされ，困難な体験を克服するために必要な心身機能の弱さによるものと考えられている。

2．解離性障害と関連事項

（1）　ヒステリーの歴史

器質的異常がないにもかかわらず運動系・知覚系にさまざまな機能障害が現れ，意識野の狭窄や解離，健忘などの精神症状が出現する不思議

な現象が古くから観察されていた。これらは古代ヨーロッパでは，子宮の不穏によって引き起こされる女性特有の神秘的な病気とされ，子宮に由来するヒステリーという言葉で呼ばれていた。

　近代に入って，フランスのシャルコー（Charcot, J-M）やジャネ（Janet, P）は心因論の立場からヒステリーについて詳しく検討した。フロイト（Freud, S）はこの両者から影響を受けてヒステリーの臨床研究を行い，自由連想法という治療技法を発展させるとともに，無意識の働きや防衛機制などを骨子とする精神分析の理論を発展させた。このようにヒステリーは心因性疾患としての神経症の典型と位置づけられてきた。

　精神分析はアメリカなどで強い影響力を発揮したが，その理論に合わない事実や異なる考え方が蓄積されるにつれ，次第に批判が強まってきた。こうした流れの中で1980（昭和55）年に発表されたDSM-Ⅲが神経症という概念を廃止したことを第7章で述べた。その影響を最も大きく受けたのがヒステリーである。ヒステリーという診断名が削除されたばかりか，これに相当する別の名称や概念が提唱されることもなく，解離性障害や転換性障害など多くの個別の障害に解体され，それらが並列されることになったのである（**表8-3**）[3]。

表8-3　ヒステリー関連障害のDSM-5における分類

解離性障害群	解離性健忘 解離性同一性障害 離人感・現実感消失障害
身体症状症および関連症群	転換性障害（機能性神経症状症） 身体症状症 病気不安症

（日本精神神経学会（日本語版用語監修），髙橋三郎，大野　裕（監訳），染矢俊幸，神庭重信，尾崎紀夫ほか（訳）：DSM-5 精神疾患の診断・統計マニュアル．p289-322，医学書院，東京，2014 より作成）

DSM のこうした考え方には異論もあり，ICD-10（1992（平成 4）年）はヒステリーに相当する現象を「解離性（転換性）障害（dissociative（conversion）disorders）」と呼び，「記憶・感覚・運動の諸領域にまたがる意識的な統制の欠如」が共通の特徴であるとした。DSM-Ⅳ の立場は DSM-5 や ICD-11 に継承されて定着しつつあるが，これら一連の現象の相互関係や共通の特徴に，十分注意を払いながら学ぶよう心がけたい。

（2） 解離性障害群（dissociative disorders）

解離性障害群は，器質的な異常がないにも関わらず意識や同一性の障害が起きるものである。DSM-5 はこの群のなかに，解離性健忘，解離性同一性障害，離人感・現実感消失障害などを挙げている（**表 8-3**）[3]。

解離性健忘（dissociative amnesia）は強いストレスを伴うできごとを経験した際に，その状況や自分自身に関する基本情報を想起できなくなるものである。数時間〜数日程度の短時間のできごとを忘れる限局性健忘が最も多いが，生活史のすべてを忘れる全般性健忘や，特定のことだけを思い出せない選択的健忘（系統的健忘）なども見られる。

■症例

20 歳の男性が海岸付近で警官に保護された。ひどく日焼けして疲れきっており，名前や住所を訊かれても答えることができず，なぜそこにいるかも説明できなかった。病院に収容し，体調の回復を待って面接したところ，名前や住所，友人とともにサーフィンをしに来たことなどを次第に思い出した。関係機関に照会した結果，保護される 3日前に隣町の海岸で潮流に流され，行方不明になっていた青年であることが判明した。

　解離性健忘はこのようにトラウマ体験への反応として起きることが多く，前述のように PTSD などストレス障害の初期症状として現れることもある（**表 8-2**）[2]。このケースの場合，さしあたりトラウマ体験の直後に解離性健忘を呈した状態であるが，今後このまま順調に回復するか，記憶の回復とともにストレス障害の症状を示すかは，現状では予見できない。

　いずれにせよ解離性健忘はトラウマ体験のもたらす衝撃や苦痛から自我を守るため，体験記憶を意識の外に追いやる心理的防衛の産物と考えられる。従って治療の焦点は，自我の機能を支えて現実と直面することを促し，ストレス障害の発生や進展を防ぐところに置かれる。

　解離性同一性障害（dissociative identity disorder）はいわゆる多重人格のことで，複数のパーソナリティ状態の間を行き来することが長期的に続くものである。幼少時の外傷体験や虐待との関連が指摘されており，こうした体験に生物学的・心理学的素因や環境ストレスが加わって発症するものと考えられる。

　解離性同一性障害は解離性障害のなかでも重症で慢性的な型と考えられ，治療は慎重に行わねばならない。安全な治療環境のなかで信頼関係を築くことから始め，無理なく接近できるパーソナリティとの間に治療同盟を結び，時間をかけてパーソナリティの統合を図っていくことが必要とされる。

　離人感・現実感消失障害（depersonalization/derealization disorder）は，以前は離人症と呼ばれたものであり，自分の考えや感覚，周囲の世界などに対する現実感が失われる状態をさす。こうした状態が持続することは患者に大きな苦痛をもたらすが，短時間・一過性の離人感は一般人の約半数が経験しているとの報告もあり，過剰診断に陥らないよう注意が必要である。

（3） 身体症状症および関連症群（somatic symptom and related disorders）

DSM-5 は身体症状症および関連症群のなかに，転換性障害（機能性神経症状症），身体症状症，病気不安症などを挙げている（**表 8-3**）[3]。いずれも，伝統的にはヒステリー関連現象と考えられてきたものである。

転換性障害（conversion disorder）は，随意運動機能の異常（失立・失歩・失声・チックなど）や感覚機能の異常（知覚脱失・疼痛など）が認められながら，その原因となるような身体疾患が見あたらないものである。DSM-5 はこの障害の別名として，機能性神経症状症（functional neurological symptom disorder）という言葉を付している。

転換性障害は発症に先立って心理的葛藤やストレス因が存在している場合が多い。精神分析理論では，心理的葛藤にまつわる不快な情動が抑圧され，身体症状に置き換えられるもの（転換症状）と解釈された。解離が体験記憶を意識の外に押しやるのに対し，転換は情動を身体表現に置き換えるもので，両者はヒステリーという現象の2つの代表的な型，すなわち解離ヒステリーと転換ヒステリーと考えられたのである。前述のように，ICD-10 は解離性（転換性）障害という形で両者を括る考え方をとったが，そこにはこのような歴史的背景があった。

転換性障害の経過を架空の症例で見てみよう。

■症例

23 歳女性，パート勤務。近く結婚する予定であったところ，恋人が交通事故で急死した。報せを受けて病院に駆けつけたが間に合わず，嘆き悲しむ周囲をよそに本人はぼうっとした様子であった。帰宅

して休み，翌朝目覚めると立てなくなっていた。ベッド上で足を動かすことはできるのに，立ち上がることも歩くこともできない。また前日のできごとを覚えておらず，何が起きているのかわからないといった表情である。家族が病院へ連れて行ったが，特に身体的な問題はないと言われた。歩けない状態が1週間続き故人の葬儀にも欠席した。日が経つに連れ，恋人が死んでしまった事実を理解するようになった。同時にひどく嘆いて一時は身の安全が懸念されるほどであったが，立ち上がれない症状はいつの間にか消えていた。

　恋人の急死という強いストレス体験に引き続き，失立・失歩という転換症状を生じた例である。併せて，その日のできごとを翌日覚えていないことから，解離性健忘を併発していることがわかる。実際の症例では，このような形で解離症状と転換症状が合併することがしばしばあり，両者が共通の心理機制から生じていることが推察される。

　転換症状は，既知の生理的メカニズムや解剖学的知識と矛盾した表現をとることが多い。たとえば手足の痛みを訴える場合，痛みの認められる領域が知覚神経の走行と一致せず，上肢では手袋型，下肢では靴下型などと呼ばれる独特の分布を示す。

　転換症状としてはどのような異常でも起きる可能性があるが，麻痺・視覚障害・無言状態などは特によく見られるもので，しばしばそこに何らかのメッセージが読みとれる場合がある。上記の症例における失立・失歩は，あたかも「大切な人を失って自分は立ち直れない，人生を歩み続けることができない」と身体で語っているようにも解釈できよう。

　身体はこのように雄弁に語り，周囲から見れば重篤な症状であるにも関わらず，本人はけろりとして気にも留めないことがよく見られ，「み

ごとな無関心（belle indifférence（仏））」などと呼ばれてきた。これも心理的抑圧による現実逃避の現れと解釈される。

　転換性障害などヒステリー関連現象の見たてにあたって，疾病利得に注目する考え方がある。疾病利得とは病気になることによって得られる心理的利益のことで，一次利得と二次利得に区別される。

　一次利得とは，症状が生じることによって心理的葛藤が回避されることを意味する。上記の例では，失立・失歩という身体症状に注意が移ることによって，恋人を失った悲しみから一時的に逃避できたことがこれにあたり，恋人の葬儀に出なくてすんだのはその具体的な現れと言える。

　二次利得は症状ゆえに周囲からの注目・世話・愛情などを獲得でき，場合によっては金銭的補償や休暇を得られるといった効果を指し，症状を維持する力として働くものと考えられる。

　疾病利得はいかにも皮肉な視点であるが，転換性障害に限らず多くの疾患に伴ってよく見られるものであり，この視点から考えることが治療や介護のヒントを与える場合がある。

　転換性障害の予後はおおむね良好で，大多数の患者では数日〜1カ月程度で初発症状が解消する。かつては未熟で依存的な性格傾向の所産と考えられたが，実際にはストレス因と関連して広く見られるようである。これと類似した身体化症状は，子どもや高齢者ではよく見られるとの指摘もある。

　なお，昔から「ヒステリーが疑われる場合には，まず身体疾患を考えよ」という格言が精神医学の現場で伝えられてきた。第9章で学ぶように，身体疾患による精神症状としては意識障害が起きることが多い。軽度の意識の曇りがある場合，自我の統制力が低下する結果として解離性障害や転換性障害と同様の症状が生じるものであろう。こうしたことを考え合わせると，不快な体験や情動を意識の外へ押し出したり，身体症

状に置き換えたりしてやり過ごすメカニズムは，生物学的な基盤をもつ
普遍的な反応様式であることが推察される。

　身体症状症（somatic symptom disorder）は DSM-5 であらたに設け
られた診断名であり，苦痛を伴う身体症状が現に存在しているが，これ
に対する不安や懸念が必要以上に大きい状態を指すとされる。精神科よ
りも他の医学領域やプライマリケアにおいて有用であることが想定され
ている。

　たとえばある人が心筋梗塞を患ったが，治療は円滑に行われて身体症
状は障害を残さず改善し，社会復帰可能と医師から保証された。しかし
本人はどうしても安心できず，体調の些細な変化があるごとに再発や後
遺症を恐れて病院へ駆け込む。家にいても大半の時間を病気への懸念で
費やしてしまい，日常生活を正常に行うことができないといった例であ
る。生活習慣病を中心とする慢性疾患が健康問題の主要なテーマとなる
につれ，こうした不安を抱く人々が増えてきたことが社会的背景として
読みとれる。

　病気不安症（illness anxiety disorder）は，以前から心気症（hypo-
chondriasis）として知られてきたものに相当する。「自分が重い病気に
かかるのではないか」あるいは「かかっている」という観念へのとらわ
れを主徴とするもので，実際には身体症状がないか，ごく軽微であるこ
とが身体症状症との違いである。きちんと診療を受けて健康を保証され
てもとらわれは消えず，妄想性障害ほど確信が強くはないものの執拗に
不安が持続し，医療を過度に求めるか，逆に回避する行動が見られる。

　類似の症状はうつ病や社会不安障害でも見られる場合があり，診断に
あたって注意が必要である。

引用文献

1）日本精神神経学会（日本語版用語監修），髙橋三郎，大野　裕（監訳），染矢俊
　幸，神庭重信，尾崎紀夫ほか（訳）：DSM-5 精神疾患の診断・統計マニュアル.
　p284, 医学書院, 東京, 2014
2）日本精神神経学会（日本語版用語監修），髙橋三郎，大野　裕（監訳），染矢俊
　幸，神庭重信，尾崎紀夫ほか（訳）：DSM-5 精神疾患の診断・統計マニュアル.
　p269-270, 医学書院, 東京, 2014
3）日本精神神経学会（日本語版用語監修），髙橋三郎，大野　裕（監訳），染矢俊
　幸，神庭重信，尾崎紀夫ほか（訳）：DSM-5 精神疾患の診断・統計マニュアル.
　p289-322, 医学書院, 東京, 2014

参考文献

ⅰ）友田明美，杉山登志郎，谷池雅子（編）：子どもの PTSD 診断と治療. 診断と
　治療社, 東京, 2014
ⅱ）高橋　晶，高橋祥友（編）：災害精神医学入門：災害に学び，明日に備える.
　金剛出版, 東京, 2015
ⅲ）Breuer, J., Freud, S, 金関　猛（訳）：ヒステリー研究（上・下）. ちくま学芸文
　庫, 東京, 2004
ⅳ）岡野憲一郎：解離性障害—多重人格の理解と治療. 岩崎学術出版社, 東京,
　2007

🔒 **学習課題**

- ●持続エクスポージャーや EMDR など，ストレス障害の治療技法について調べてみよう。
- ●「困難な体験に対する反応」という観点から，転換性障害，解離性障害，適応障害，PTSD などの症状，経過，メカニズムを比較検討してみよう。
- ●「ヒステリー」については，ジャネやフロイトをはじめ多くの古典的な著作や現代の研究がある。関心に応じて読んでみよう。

9 | 身体疾患と精神疾患

石丸昌彦

《**目標＆ポイント**》 精神医学における心身相関現象に注目し，双方向的に検討する。身体疾患に起因する精神疾患の例として症状精神疾患や器質性精神疾患について学ぶ。また，心理社会的要因に影響される身体疾患の病態，すなわち心身症について学ぶ。

《**キーワード**》 器質性精神障害，症状性精神障害，てんかん，心身症，ライフイベント・ストレス

1. 身体疾患による精神の変調

（1） 歴史的意義と今日の重要性

　第1章で述べた通り，身体疾患によって精神の変調が生じることは医学のあらゆる領域で認められる。こうした変調の診断や治療にあたることは，いつの時代にも精神医学の重要なテーマであった。

　さらに今日では医療技術が高度に進歩した副産物として，各種治療薬の副作用としての精神症状が問題となっている。慢性疾患の治療過程では，身体疾患の症状，治療薬の副作用，闘病に伴う心理的な苦悩，時には死に直面しての不安など，さまざまな要因の複合による精神的変調が日常的に生じる。

　このように医療の各分野で起きる多彩な問題をめぐり，相談に応じて治療や助言を行ったり，他科と連携して患者を診療したりする精神医学の働きのことを，コンサルテーション・リエゾン精神医学（相談・連携精神医学，consultation liaison psychiatry）と呼ぶ。医療の進歩ととも

にその必要性は高まっており，ことに総合病院における精神科に期待される重要な役割となっている。

　専門分化が進んで病む人々の全体像が見えづらくなっている時代だけに，この領域の充実は将来に向けての重要な課題と言えよう。

（2）　器質性精神障害と症状性精神病障害

　脳炎や脳の変性疾患など中枢神経系の病変に基づいて生じる精神障害を器質性精神障害，中枢神経系以外の身体の病変に基づいて生じる精神障害を症状性精神障害と呼んで区別することが，伝統的に行われてきた。

　表 9-1，**9-2** に記したように，両者とも原因となる疾患や条件はきわめて多彩であるが，症状に関しては共通のものが多い。なかでも意識障害は，さまざまな原因によって脳の機能が一時的に低下した場合に起きる非特異的な症状であり，身体疾患による精神障害に共通の基本的な病態である。一方認知症は，器質的な変化によって脳の機能が永続的に損なわれた病態と考えられる。これらを順に見ていこう。

表 9-1　精神症状を引き起こす脳器質疾患（器質性精神障害）の例

炎症性疾患	脳炎，進行麻痺
神経変性疾患	パーキンソン病，ハンチントン病，クロイツフェルト・ヤコブ病，多発性硬化症
脳の萎縮性疾患	アルツハイマー病，前頭側頭型認知症，レビー小体型認知症
脳血管障害	脳内出血，くも膜下出血，脳梗塞，血管性認知症
脳腫瘍	
頭部外傷	交通事故，建設現場での事故

表9-2　精神症状を引き起こす脳以外の身体疾患（症状性精神障害）の例

感染症	肺炎，インフルエンザ，マラリア，HIV 感染症
内分泌疾患	甲状腺・副腎皮質・下垂体などの機能亢進あるいは低下
代謝性疾患	肝疾患（肝性脳症），腎疾患（尿毒症），ビタミン欠乏症（ペラグラ，ウェルニッケ脳症），糖尿病
自己免疫疾患	全身性エリテマトーデス（SLE），ベーチェット病
血液疾患	悪性貧血，白血病
産褥期の精神障害	産褥期うつ病，産褥精神病
医薬品副作用	副腎皮質ステロイド，インターフェロン，抗ウィルス薬

（3）　代表的な症状

a．意識障害とせん妄

　意識障害は「意識の混濁」と「意識の変容」に分けて考えると理解しやすい。意識混濁は意識レベルの単純な低下であり，意識変容はこれに意識内容の変化が伴った複雑なものである。

　意識混濁が重度であれば昏睡に陥るが，軽度の場合は「何となくぼんやりしている」という程度のものであり，その中間にさまざまな段階がある。GCS（Glasgow Coma Scale：グラスゴー・コーマ・スケール）やJCS（Japan Coma Scale：ジャパン・コーマ・スケール）は意識障害の重さに関する評価スケールであり，救急などで用いられている（**表9-3，9-4**）。

　昏睡など重度の意識混濁は異常が明らかなので見逃されることは少ない。一方，軽い意識混濁は気づかれないことも多く，そうした状態で見られる言動がヒステリーなどの精神疾患によるものと誤診される場合があるので，注意が必要である（第8章参照）。

　意識変容は，意識混濁に錯覚や幻覚・妄想などが加わったものである。特に，軽い意識混濁を背景として錯覚や幻覚が出現し，不穏となっ

表 9-3　Glasgow Coma Scale（GCS）

		スコア
1.　開眼（eye opening）	自発的に開眼する	4
	呼びかけで開眼する	3
	痛み刺激を与えると開眼する	2
	開眼しない	1
2.　言語反応（verbal response）	見当識の保たれた会話	5
	会話に混乱がある	4
	混乱した単語のみ	3
	理解不能の音声のみ	2
	なし	1
3.　最良運動反応（best motor reponse）	命令に従う	6
	合目的な運動をする	5
	逃避反応としての運動	4
	異常な屈曲反応	3
	伸展反応	2
	まったく動かない	1
E2 V2 M4 合計 8 点などと表す	合計（正常）	15

GCS は開眼・言語反応・運動反応の 3 つを点数化したもので，点数が低いほど意識障害が重い。広く世界的に用いられている。

た状態をせん妄（譫妄）と言う。せん妄では一見活発に精神が働いているように見えるが，意識水準が低下しているために外界を正しく認識できず，見当識（orientation；いま何日の何時で，自分がどこにいて，何をしているかという認識）や記憶力が低下あるいは失われ，その間のことを後から思い出せない。せん妄の症状は時間とともに変動しやすい。

表9-4　Japan Coma Scale（JCS）

Ⅲ. 3桁の意識障害：刺激しても覚醒しない	300	痛み刺激にまったく反応しない
	200	痛み刺激に対して手足を動かしたり顔をしかめたりする
	100	痛み刺激に対して払いのけるなどの動作をする
Ⅱ. 2桁の意識障害：刺激すると覚醒する	30	痛み刺激で辛うじて開眼する
	20	大きな声や身体をゆさぶることにより開眼する
	10	普通の呼びかけで開眼する
Ⅰ. 1桁の意識障害：覚醒している	3	自分の名前・生年月日が言えない
	2	見当識障害がある
	1	見当識はあるが，いまひとつはっきりしない
R：restlessness（不穏），I：incontinence（失禁），A：akinetic mutism（自発性喪失）JCS Ⅲ-2-Ⅰ，あるいは200-Ⅰなどと表す		

JCSは点数が高いほど意識障害が重い。3-3-9度方式などとも呼ばれ，簡便で覚えやすい。

　また，せん妄で出現する幻覚は統合失調症などと違って幻視が多いのが特徴である。

　「譫」の字は「うわごと」という意味であり，せん妄の病態をよく表している。幻覚妄想を伴う意識障害と言えば重篤に聞こえるが，実はさほど珍しいものではない。幼児が高熱を出してうなされたり，周りの様子が変わって見えて怯えたりするのは，熱性せん妄である。大きな手術の後で全身麻酔から覚める時には，しばしば術後せん妄が起きる。認知症のために脳の機能の低下した高齢者では夜間せん妄が起きやすく（第

13 章参照），アルコール依存症の離脱症状である振戦せん妄は重篤なものである（第 10 章参照）。このように，せん妄はさまざまなバリエーションをもつ重要な精神症状である。

せん妄は，原因となる身体疾患が治癒すれば改善する。周囲がそのように理解し，落ち着いて対処することが重要である。夜間せん妄の場合は，患者が落ち着けるよう環境に配慮し，日中にはつとめて話しかけたり外気に触れさせたりして覚醒レベルを上げ，自然な疲労によって夜の眠りを誘導するなどの工夫をする（第 13 章参照）。

このような非薬物的対応が優先されるが，重症の場合には抗精神病薬による一時的な鎮静が必要となる。ベンゾジアゼピン系抗不安薬はせん妄には効果がなく，ふらつきなどの副作用があるためせん妄の治療には不適切とされる。ただし振戦せん妄の治療や予防では，アルコールからの離脱を目的として一時的に用いられる場合がある（第 10 章参照）。

ｂ．認知症とパーソナリティ変化

慢性の器質疾患では，認知症やパーソナリティ変化などの永続的な変調が現れることが多い。

認知症としては，アルツハイマー病など脳の萎縮性疾患に伴うものや，脳血管障害による血管性認知症が広く知られているが，交通事故などによる頭部外傷は若年者にも認知症を引き起こす可能性があり，有病率もかなり高い（**表 9-1**）。また，アルコール依存症ではさまざまな理由から認知症のリスクが高くなる（第 10 章参照）。

認知症は以前には「いったん正常レベルにまで発達した知能が，何らかの原因で不可逆的に低下するもの」と定義されていた。この定義に従うと，長期的に観察しなければ認知症かどうか判断できないことになる。時にはいったん認知症と診断されたケースがその後の治療によって改善し，「不可逆的」という定義と矛盾をきたすこともあった。

　そこで DSM の最近の版では不可逆性という条件を外し，記憶や学習の他，注意，実行機能，言語，知覚・運動，社会的認知など認知機能の有意な低下があり，それが日常活動の自立を阻害する場合に認知症と呼ぶこととした。とはいえ，そのような症状が回復可能かどうかの判断が，治療にあたって重要であることは変わりがない。認知症の診断にあたっては，意識障害やうつ病による一過性の機能変調の可能性を念頭に置き，脳の疾患や内分泌疾患などを慎重に検索する必要がある。

　慢性的な脳器質疾患や外傷に伴って，パーソナリティに変化が起きることも多い。怒りっぽい，気分が不安定，根気がない，恥じらいを欠くなど，具体的な現れはさまざまであり，変化の程度も個人差が大きい。脳の前頭連合野は，道徳的判断や意志・計画性などを司る領域と考えられており，器質疾患によってこの部位の機能が障害される結果，パーソナリティの変化が生じるものと考えられる。

ｃ．その他の症状

　身体疾患による精神障害では，以上の他にも多彩な症状が出現する。幻覚・妄想などの精神病症状や躁状態・抑うつ状態などの気分の異常は，脳器質疾患や内分泌系疾患などでしばしば見られる症状である。SLE（systemic lupus erythematosus：全身性エリテマトーデス）などの自己免疫疾患も同様であるが，自己免疫疾患の治療に用いられる副腎皮質ホルモンも同様の精神症状をきたす可能性があるため，原因の鑑別が難しい。

　身体疾患への罹患によるストレス耐性の低下，意識障害や知的機能の低下などの背景があり，とりわけ入院という特殊な環境に長期的に留め置かれるなかで，不安障害や行動の異常が出現することもしばしば見られる。パニック発作や不安症状などの他，転換症状や解離症状を呈する場合もあって多彩である。

2．てんかんと脳波異常

（1）　てんかん発作とてんかん

　てんかんは器質性精神障害に属する代表的な疾患である。精神医学の重要なテーマであったが，最近では神経内科や小児科で扱われることが多い。

　ヒトの大脳では，100億個を超える脳細胞が複雑なネットワークを形成して情報処理を行っている。脳細胞の働きは細胞膜の電気的特性に依拠し，大脳全体が１つの巨大な電気装置とも言える。そのような大脳の細胞の一部が何らかの事情で過剰な発射を起こすと，その部位や規模に応じて運動・知覚・精神活動などにさまざまな変調が生じる。これがてんかん発作（epileptic seizure）であり，てんかん発作の反復を主症状とする慢性疾患がてんかん（epilepsy）である。

　過剰発射を起こすようになった脳部位を，てんかん焦点と呼ぶ。てんかん焦点が形成される事情はさまざまである。頭部外傷や脳血管障害など原因が特定されるものを「症候性てんかん」あるいは「続発てんかん」と呼び，原因の見あたらないものを「特発性てんかん」あるいは「原発てんかん」と呼ぶ。特発性てんかんと症候性てんかんの比率は約３：１と言われる。

　特発性てんかんの発病危険率は0.3％前後とされ，人種による差はなく，小児期から思春期までに初発する場合が多い。特発性てんかんの発症には遺伝も関与するが，遺伝の寄与率は双極性障害よりも低いとされる。全体として発症率の男女差はないが，発作型によっては差が見られるものもある。

　薬物療法が進歩して副作用の少ない優れた抗てんかん薬が増え，てんかんの予後は大きく改善した。一方ではコントロール不良なてんかん発

作が原因となって大きな事故が起きたケースもある。超高齢社会を背景
として，脳梗塞の後遺症などによる高齢者の症候性てんかんが増加して
いるとの指摘があり，治療環境をいっそう整備していく必要がある。

（2）　てんかんと脳波検査

　古代ギリシアの「神聖病」に象徴されるように，てんかんの病因につ
いてはしばしば誤解や無理解があった（第15章参照）。ジャクソン
（Jackson, H）は1864年に「てんかんは脳の灰白質に起きる突発的・過
剰・急速かつ限局性の発射（discharge）である」と予見した。これを
実証したのが脳波検査法である。EEG（electroencephalogram：脳波）
は脳の電気活動の記録であり，ベルガー（Berger, H）が1924年に考
案した。頭皮上に電極を装着する頭皮上脳波がよく用いられる。

　覚醒・閉眼時の正常の脳波は，後頭部を中心に a 波と呼ばれる13Hz
前後の波がリズミカルに出現するもので，目立った左右差がない（**図
9-1**）。安静条件下で眠くなってくると，a 波の抑制相，漣波相などを経
て大振幅の徐波が見られる深睡眠脳波に移行する。基礎活動のこのよう
な特徴を踏まえ，正常パターンからの逸脱をチェックしながら，てんか
ん性の異常について検索する。

　てんかん性の異常波は，棘波や鋭波と呼ばれる鋭い波が主であり，こ
れに続く徐波を伴って棘徐波複合などの形をとる（**図9-2**）[1]。脳波上で
異常波の形や頻度を調べ，併せて脳のどの部位にあるか，つまり，てん
かん焦点の局在を知る。そうした情報と患者の臨床データを照合して，
てんかんの型を診断する。型によって用いる治療薬が異なるので，脳波
検査を行っててんかんの型を決定することは重要である。

　ただし，てんかんの診断はあくまで臨床症状の評価が基本であること
に注意したい。脳波検査は有用ではあるが補助的なものであり，仮に脳

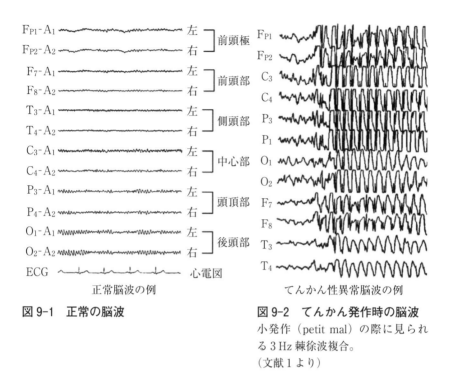

図 9-1　正常の脳波

図 9-2　てんかん発作時の脳波
小発作（petit mal）の際に見られる 3 Hz 棘徐波複合。
（文献 1 より）

波上で異常所見があっても，これに対応する臨床症状がない限りてんかんとは診断されない。

（3）　代表的な発作型と治療

　てんかんの臨床症状は多彩である。国際てんかん連盟による従来の分類を念頭に置きながら，てんかん発作の概略について見ていこう。

　てんかん発作は，焦点発作と全般発作に大別される。焦点発作は異常発射が脳の一部分に限局されているものである。運動症状（例：腕がピクリと動く），知覚症状（例：チカッと光が見える），自律神経症状

（例：お腹がぐるぐる動く），精神症状（例：特定の情景が浮かぶ）など，てんかん焦点の部位に対応した特定の症状が出現する。てんかんの症状が多彩であるのは，こうした事情による。

　焦点発作は，発作の間も意識が保たれている場合と，発作の間は意識が失われこの間の記憶が欠損する場合とに分けられる。後者では，発作中にあたかも目的をもった作業を遂行するような，まとまった動作をとることがある。このような発作は側頭葉に焦点があることが多いため，以前は側頭葉てんかんとも呼ばれた。側頭葉てんかんでは幻覚妄想を含む精神病症状がしばしば認められ（てんかん性精神病），そのような事情もあっててんかんが精神疾患のうちに数えられてきたのである。

　全般発作は，異常発射が大脳全体で起きるものである。なかでも全身強直間代発作は大発作（grand mal（仏））とも呼ばれ，てんかん発作の代表的な形としてよく知られている。前兆（aura）に続いて意識が消失し，一点凝視の状態から手足の強直，すなわち筋肉の強い収縮が始まる。強直は全身の筋肉に波及し，最後にはのけぞるような独特の姿勢をとって転倒する。その際に家具や床に頭や身体をぶつけてけがをしたり，溺水・火傷などの事故にあったりする危険が大きい。このような強直けいれんが数秒～数十秒続いた後，筋肉がリズミカルに収縮する間代けいれんが十数秒持続し，やがて発作後睡眠に移行する。覚醒後に頭痛や不機嫌状態を呈することが多い。

　けがさえなければ1回の大発作が命に関わることはないが，発作が連続して起きるてんかん重積状態に陥ると危険である。大発作は健忘を伴うため，本人は発作があったことを事後に覚えていない。このため周囲の心配をよそに本人は無頓着であり，服薬を怠りがちになることが多い。

　同じく全般発作でありながら，けいれんや運動症状をまったく伴わない意識消失発作が小発作（petit mal（仏））である。意識消失は突然起

きて数秒〜数十秒持続し，また突然回復する。患者は動作を停止し放心したように見えるが，発作後は何事もなかったかのように動作を再開し，発作があったことを記憶していない。発作は1日に数回〜数十回にも及ぶことがある。小児期〜学童期に発病し女子に多い。放心したような外見や，発作による学習効率の低下のため，「集中力不足」などと学校から指摘されて気づかれることも多い。

　以上のような各種の発作を，さまざまな組み合わせと時間経過で生じる慢性疾患がてんかんである。てんかん発作と同じくてんかんという疾患の経過も多彩であり，成人するにつれて自然に症状が消えるものから，重篤な発作を反復して知的障害を遺すものまで，予後はさまざまである。

　てんかんの患者には，粘着性や爆発性を特徴とする特有の性格変化が起こるとされ，「てんかん性性格変化」と呼ばれた。しかし最近では，てんかんに特有のものではなく，前述のような慢性的な器質疾患に伴うパーソナリティ変化の一種であろうとの説が強い。

　てんかんの大多数は薬物療法が有効であるが，長期の服薬が必要となるので心理教育による服薬の動機づけが治療上の重要なポイントである。抗てんかん薬の血中濃度を定期的に測定し，適切な範囲にあることを確かめつつ薬物療法を進めることが原則とされている。

3．ストレスと心身症

（1）　ストレス理論の過去と現在

　ストレスという概念に今日のような意味を与えたのは，ハンガリー生まれのカナダの生理学者セリエ（Selye, H）であった。セリエは工学の世界で使われていたストレスという言葉を医学・生理学の世界に導入し，「外界からの多彩な刺激・要求に対する生体の非特異的で一様な反

応」という定義を与えた。そして反応を引き起こす外界からの刺激をストレッサーと呼んだ。日常会話のなかでストレスと呼ばれるのは，実際にはストレッサーを指している場合が多い。

暑さや寒さ，痛みや空腹，孤立や過密などの環境刺激はいずれもストレッサーとして作用する。心理社会的な葛藤や圧力も同様である。このようにストレッサーは多彩であっても，これに曝される生体の側には一定の共通した反応が引き起こされる。セリエは ①副腎皮質の肥大，②胸腺の萎縮，③消化性潰瘍の形成の３つの所見に注目し，これを汎適応症候群と呼んだ。内分泌・免疫・自律神経系にまたがる全身的なストレス反応である。

セリエはまた，ストレス反応が時間とともに変化し，警告反応期・抵抗期・疲憊期の３段階を経て重症化するとした。ストレス反応はヒトが生きていく自然なプロセスの一部であるが，ストレス反応が過剰となったり長く続き過ぎたりすれば，個体を疲弊させ病気を引き起こすと考えたのである。

セリエの提唱した生物学的なストレス論は，その後，心理学的な方向へ大きく発展した。なかでもラザルス（Lazarus, R. S）らは，ストレスへの対処様式や認知のあり方に重点を置いてストレス論を展開した。その影響を受け，治療においてもストレス対処能力（コーピング・スキル）の向上や認知の修正を重視する考え方が今日の主流となっている。

第８章で学んだ適応障害やストレス障害の場合と同様に，ストレッサーの質や量と，これを認知し対応する個体側の要因とをバランスよく見渡していくことが重要である。

（2）　心身症の概念と実際

ストレスに関連の深い健康問題として，ここでは心身症について考え

てみよう。

　心身症の概念については，「身体疾患の中で，その発症や経過に心理社会的因子が密接に関与する病態」であり，ただし「神経症やうつ病などの精神障害にともなう身体症状は除外する」とする日本心身医学会（1991（平成3）年）の定義が広く用いられている。この定義からわかるように「心身症」は特定の疾患（群）の名称ではなく，既存の身体疾患の発症や経過に関する概念である。

　たとえば心身症の例としてよく挙げられる胃・十二指腸潰瘍は，内視鏡検査などによって肉眼的に確認できる器質的な疾患である。潰瘍は物理的な刺激や悪性腫瘍などさまざまな原因から生じうるが，特に心理的ストレスが大きな要因であると推定されるケースについて，これを心身症と考えるのである。典型的な症例を下記に示す。

■症例

　31歳男性，医学系技官。責任感が強く協調性を尊ぶ性格。高校・大学時代は陸上競技の長距離選手で持久力はあったが，部活動の主将として部員のとりまとめに苦労した時など，みぞおちがきりきり痛んで食欲がなくなることがあった。就職後はまじめで精力的な働きぶりで上司の信頼が篤く，時間外勤務も黙々とこなしていた。大きなプロジェクトに関わって徹夜が続いた際，突然血の混じったものを嘔吐した。それでも本人は休もうとせず，周囲が勧めて病院を受診させたところ，内視鏡検査で出血性の胃潰瘍が確認され休養を命じられた。検査では現在の病巣の他に古い潰瘍による瘢痕が複数認められ，これまでにも何度か胃潰瘍を患っていることが指摘された。

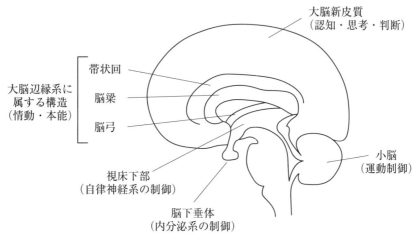

図 9-3　脳の縦断面と主な構造（カッコ内は司る役割）

　心身症が重症化するケースにはさまざまなパターンがあるが，この例のようにストレスや疲労に関する気づきが悪く，過剰適応に陥って頑張り過ぎる例はしばしば見られるようである。

　心理的原因によって器質的な異常が生じるメカニズムについては，内臓の働きが自律神経系・内分泌系・免疫系などの統制下にあり，これらの系が情動興奮によって顕著に影響されることを考えれば理解しやすい。自律神経系の中枢である間脳の視床下部や内分泌系の中心である脳下垂体は，情動や本能の中枢である大脳辺縁系と近接した位置にあり，機能的にも密接な関係にある（**図 9-3**）。心理的な動揺が身体に影響を及ぼすのは，当然の現象なのである。事実，心身症的な性質の強い疾患としては消化性潰瘍の他，**表 9-5** のように多くのものがあり，あらゆる器官の多様な疾患がそこに含まれる。

　こうした事情から ICD-10 は，心身症という言葉をあえて用いない立

表 9-5　心身症的な経過をとることの多い疾患の例

消化器系	胃・十二指腸潰瘍，過敏性腸症候群，潰瘍性大腸炎
循環器系	本態性高血圧，狭心症，不整脈
呼吸器系	気管支喘息，過換気症候群，神経性咳嗽
神経系	偏頭痛，緊張性頭痛，めまい症候群
皮膚系	アトピー性皮膚炎，じんま疹，円形脱毛症
代謝内分泌系	甲状腺機能亢進症，糖尿病
その他	帯状疱疹，突発性難聴，月経異常

場をとっていた。「『心身症』と特記されない疾病は，心理的要因が関与していないかのように誤解される恐れがある」というのがその理由であり，事実上すべての疾患が心身症的な側面をもつとの認識によるものであった。

（3）　ストレッサーと個体側の要因

（1）で述べたように，心身症の成り立ちについてはストレッサーと個体側の要因との両面から考えていく必要がある。

心身症とストレッサーの関係に注目した研究としては，ライフイベント・ストレスの定量化の試みが有名である。ライフイベントとは結婚・出産・就学・就職・退職・家族との死別・離婚など，人生のなかで起きてくる比較的大きなできごとを指す。これらは幸不幸を問わず何らかの変化を生活にもたらし，これに適応することがヒトにとってストレス負荷となる。ホームズ（Holmes, T）らは大規模な調査に基づいてアメリカ人の社会適応スケールを作成した。そして年間の生活変化指数が高まるにつれ，心身症の発生率が有意に増加することを観察した。同様の調査はわが国でも行われている（**表 9-6**）[2,3]。

一方個体側の要因としては，一定のパーソナリティ傾向が心身症の発

表9-6　ライフイベントのもたらすストレス

社会的再適応評価尺度[2]		勤労者のストレス度[3]	
ストレッサー	生活変化指数	ストレッサー	ストレス値
配偶者の死	100	配偶者の死	83
離婚	73	会社の倒産	74
けがや病気	53	離婚	72
結婚	50	けがや病気	62
仕事を解雇される	47	上司とのトラブル	51
妊娠	40	結婚	50
上司とのトラブル	23	妊娠	44
休暇	15	長期休暇	35

症と関連する可能性が指摘されている。

　シフニアス（Sifneos, P）が精神分析の立場から提唱したアレキシサイミア（alexithymia：失感情言語症）はその一例で，このタイプの患者は仕事熱心で過剰適応の傾向を示す一方，自他の感情を感じとり言語化することに困難があるという。このため自分の抱えているストレスに気づいて解消することが不得手であり，身体への負荷が遷延するために心身症が生じるとされる。

　このことを脳の仕組みから見るなら，アレキシサイミアでは辺縁系で発生した情動が大脳新皮質で認知されにくく，辺縁系から視床下部を介して身体器官へ下降する刺激に制御がかからないため，器質的異常が生じるということであろう。前述の症例においても見られたような気づきの悪さは，このような形で心身症やうつ病の発症に関与するものと推測される。

　いつもせかせかと時間に追われ，競争的・攻撃的で野心が強く，努力家だが怒りっぽいといった特徴をもつ「タイプＡ」と呼ばれる行動様

式が，冠動脈疾患の発症率との間に強い正の相関を示すとの説もよく知られている。この他，強迫的，自己愛的，境界的など，さまざまなパーソナリティ特性について，心身症との関連が指摘されている。特定のパーソナリティ類型が問題であるというよりは，ストレスへの気づきや自己認知を妨げるさまざまな背景が，広く心身症の発生に関わっていると理解すべきであろう。

　心身症の治療においてもストレッサーと個体要因の双方に目配りする必要がある。過剰なストレッサーを軽減するような環境調整を行うとともに，患者のパーソナリティ特性やストレス対処能力に問題があればそれを修正することが望ましい。行動療法や自律訓練法，リラクセーション技法などの非言語的アプローチは，身体感覚の言語化が不得手な患者にも有効であるという。

　自分自身のストレス状況に対する認知能力を高め，心身症を未然に防止することが誰にとっても望ましい。

引用文献

1) 大熊輝雄：現代臨床精神医学 改訂第 12 版．金原出版，東京，2013
2) Holmes T.H., Rahe R.H.：The Social Readjustment Rating Scale. J Psychosom Res 11：213-218, 1967
3) 夏目　誠，村田　弘，杉本寛治ほか：勤労者におけるストレス評価法（第 1 報）点数法によるストレス度の自己評価の試み．産業医学 30：266-279, 1988

参考文献

ⅰ）中里信和（監修）：「てんかん」のことがよくわかる本．講談社，東京，2015
ⅱ）兼本浩祐：てんかん学ハンドブック 第 4 版．医学書院，東京，2018
ⅲ）高橋　進：自分で治す心身症 12 のヒント―心療内科へ行く前に読む本．ごま書房，東京，2006
ⅳ）永田勝太郎（編）：心身症の診断と治療―心療内科新ガイドラインの読み方．診断と治療社，東京，2007
ⅴ）成田善弘：心身症．講談社，東京，1993

🔘 学習課題

- 身体疾患によって精神症状が起きる例を 1 つ選び，メカニズムや詳しく調べてみよう．
- てんかんの治療薬にはどんなものがあるか調べ，それぞれに適した発作型や副作用についてまとめてみよう．
- 心身症の治療法や予防法について調べ，自分自身に適した方法を考えてみよう．

10 | アルコールと薬物

石丸昌彦

《**目標＆ポイント**》 わが国におけるアルコール関連問題の現状を知るとともに，アルコール依存症の症状・経過・治療について学び，断酒会活動の意義について理解する。また，覚醒剤のもたらす精神症状とその危険について知り，行為依存など依存の病理の動向について展望する。
《**キーワード**》 アルコール関連問題，アルコール依存症，心理的依存と身体的依存，断酒会，覚醒剤，行為依存

1．酒害と物質関連障害

（1） アルコール関連問題

　日本人は酒の効用を日常生活や人間関係のなかにとりいれ，飲酒に寛容な文化を形づくってきた。このため，ともすれば飲酒の害についての認識が甘くなりがちである。

　飲酒に起因するさまざまな問題を総称してアルコール関連問題と言う。その頂点はアルコール依存症であるが，裾野の広がりも見逃せない。アルコール過飲による社会的損失は，2008（平成 20）年のデータを基にした推計で 4 兆円を超えるという。その 7 割は欠勤や生産性低下，事件・犯罪など医療以外の理由によるものであった（厚生労働省研究班報告）。

　純アルコール量にして 1 日あたり 60 グラム以上の酒類を毎日飲む者を，「多量飲酒者」と呼ぶ。清酒 3 合，ビール 500ml 缶 3 本にほぼ相当する量であり，これを毎日摂取する者は耐性が増強してアルコール依存

症の準備状態にあるものと考えられる。このような多量飲酒者は，2013
（平成 25）年の調査で 980 万人（男性 785 万人，女性 195 万人）と推定
された。同じ時期にアルコール依存症と診断された者の数は約 4 万人に
過ぎないが，実際には 100 万人前後のアルコール依存症者が存在し，な
お増加傾向にあるものと推測される。必要な治療が行われず放置されて
いる現状が窺われる。第 1 章で紹介した DALY を指標とする検討でも，
アルコール乱用はうつ病・躁うつ病や認知症に次ぐメンタルヘルス上の
大問題となっている。

（2） 問題の広がり

　アルコール関連問題は長らく壮年男性に特有の課題であったが，近年
では若年者・女性・高齢者などに広く拡散している。

　飲酒の低年齢化については，心身の発達途上にある若年者の健康に対
する悪影響が懸念される他，他の薬物中毒や非行の芽となることが指摘
されている。飲酒開始年齢が低いほど依存症形成までの所要期間が短い
ことが知られており，依存症予防の観点からも注意が必要である。未成
年の最初の飲酒は，家庭内で親から勧められるケースが最多といわれ，
酒害の認識が家庭に浸透する必要がある。

　アルコール関連疾患の患者数で見ると，女性は男性よりはるかに少な
いものの，年々増加しつつある。女性は男性に比べ，短期間でアルコール
依存症が形成される。また，妊娠中の飲酒が胎児に与える悪影響は胎児
アルコール症候群と呼ばれ，アメリカでは大きな社会問題となってい
る。妊娠中の女性に対する周囲の配慮も重要であろう。

　高齢者に関しては，1 人暮らしの寂しさを紛らわすためにアルコール
に流れるケースがしばしば報告され，超高齢社会を迎えて大きな問題と
なっている。震災などの被災地で生活の根拠を根こそぎ奪われた人々が

アルコールに浸るケースも，同様に指摘される。

　いずれの問題も，個人の心がけに訴えて予防するだけでは限界があり，社会全体の取り組みが求められている。

（3）　物質関連障害

　いかに有害な物質であっても，それを摂取しない限り問題は起き得ない。酒害の出発点は「酒を飲む」というヒトの行為である。有害とわかっている物質を，なぜヒトが好んで摂取するかというところに，この問題特有の難しさと不思議さがある。

　アルコールや薬物などの物質を外部から取り込むことに伴って起きる精神疾患を，DSM では物質関連障害と総称する。物質関連障害は，物質誘発性障害と物質使用障害に分けられる。前者は，物質が人体に取り込まれて引き起こす症状，すなわちモノのヒトに対する有害な作用である。これに対して後者は，物質の摂取をめぐるヒトの側の非適応的な行動，すなわちヒトのモノに対する病的なアプローチを意味する。この両面のあることが，物質関連障害の特徴といえる（**表 10-1**）。

　以下，アルコールを例にとって見ていこう。

表 10-1　物質関連障害と下位分類

物質関連障害
・物質誘発性障害（モノがヒトに及ぼす有害な作用）
中毒　物質の摂取によって症状が引き起こされるもの
離脱　物質の摂取を中断することによって症状が引き起こされるもの
・物質使用障害（モノに対するヒトの病的なアプローチ）
乱用　非適応的で社会規範を逸脱した物質使用のパターン
依存　心理的依存や身体的依存を生じ，その物質を摂取せずにはいられなくなった状態

上記は DSM-Ⅳに沿ったものである。DSM-5 は乱用と依存の区別を廃止した。

2．アルコールの急性作用と慢性作用

（1） アルコールの急性作用

　酒類に含まれているアルコールは，正しくはエチルアルコールまたはエタノールというアルコールの一種である。アルコール飲料を嗜む習慣は人類の歴史とともに古く，その害についても古来さまざまな記載がある。昔は貴重品であったが，次第に安価なアルコール飲料が開発され，誰もが手軽に酒を楽しめるようになるにつれてその害も顕著となった。

　エタノールのもたらす急性症状は酩酊，すなわち酔っぱらった状態である。エタノールは脳細胞の活動に対して強い抑制作用をもち，その効果が酩酊として観察される。酒類を摂取すると最初は一見元気になるので，エタノールが抑制性物質であるのは意外に思われるかもしれないが，これは以下に述べるような「脱抑制」（抑制の抑制）として説明される。

　エタノールの抑制作用は，**図 10-1** に示すように段階的に進行する。

　「ほろ酔い」の段階（a）では，大脳新皮質に対する抑制が生じる。脳の表面にある大脳新皮質は理性的な判断を司り，脳の深部にあって喜怒哀楽の感情や本能の働きを担当する大脳辺縁系に対して，通常は抑制をかけている。この抑制作用が抑えられて脱抑制が生じ，大脳辺縁系の活動がより直接的に言動に現れるのである。酒が入るといつもの緊張が緩み，感情のままに発言したり行動したりするようになるのはこのためである。慎みの欠けることもあろうが，リラックスし，うちとける効果も認められ，社会的に概ね許容される段階である。

　ついで狭義の「酩酊」の段階（b）では，エタノールの抑制作用が大脳新皮質を越えて大脳辺縁系まで及ぶ。感情の表出がいちだんと激しくなり，同じ話を繰り返したり周囲の人に絡んだりすることも出てくる。

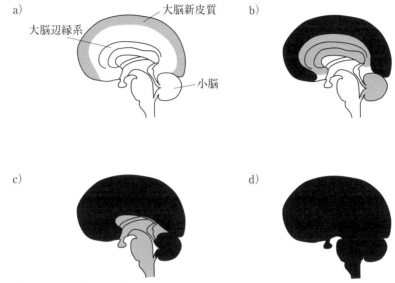

図 10-1　「酔い」の諸段階
a）ほろ酔い：アルコールの抑制作用は大脳新皮質に限られている。
b）酩酊：アルコールの抑制作用が大脳辺縁系や小脳に及ぶ。
c）泥酔：アルコールの抑制作用が脳幹部に及び始める。
d）昏睡：アルコールの抑制作用が脳全体を覆う。

　小脳にもエタノールの抑制作用が及ぶため，呂律がまわらなくなり，足がふらついて酔歩（千鳥足）になる。同時にエタノールが肝臓で分解されて有害なアセトアルデヒドを生じ，悪心や嘔吐が生じてくる。当然ながら，そうなる前に飲酒を中止することが望ましい。

　さらに飲み続けるとエタノールの抑制作用は大脳全体に及び，脳幹部や脊髄にも影響が出る。「泥酔」すなわち酔い潰れた状態である（c）。この段階では吐物を喉に詰まらせて窒息する恐れもあり，放置せずに見守る必要がある。

　脳幹部には，呼吸や体温調節など生命活動を司る重要な中枢があるため，エタノールの抑制作用がさらに強くなれば昏睡を経て死に至る（d）。痛覚刺激に対して反応がないほど深く意識を失っている時は，大至急で救急車を呼ばねばならない。

　毎年，春先の新人歓迎会シーズンには急性アルコール中毒による事故のニュースが後を絶たない。いわゆるイッキ飲みは危険な行為であり，飲みたくない人や飲めない人への飲酒の強制はアルコールハラスメント（アルハラ）と呼ばれる人権侵害であって，いずれも厳重に慎むべきである。

（2）　アルコールの慢性作用

　長年にわたって飲酒を続けると，エタノールの慢性的な有害作用が顕在化してくる。身体への害として，肝炎や肝硬変などの肝障害はよく知られている。血管が脆くなるため心臓病や脳血管障害が増え，糖尿病のリスクも高くなる。栄養の偏りや抵抗力の低下により，肺炎などの感染性疾患にもかかりやすい。アルコール依存症の患者はそうでない者に比べて平均寿命が10〜20年短く，肝硬変・心臓病・肺炎・自殺などの死亡率が10〜20倍も高くなるとのデータがある。

　精神や行動への影響も次第に現れてくる。飲酒の結果として職場や家庭での活動が損なわれたり，対人関係が悪化したりする場合，そのような飲み方をアルコール乱用という。飲酒運転を繰り返すなどの法秩序からの逸脱や，病気治療のため医者から禁酒を指導されているのに飲み続けるといったことも，乱用の徴候である。

　アルコール乱用は，自他への害を承知のうえで飲酒を継続する非適応的な行動様式であり，アルコール依存症の入り口にあたるものと考えられる。乱用に伴って，飲酒者自身の健康問題の他，二日酔いによる欠勤

や作業能率の低下，家計の圧迫等による家庭不和，泥酔による警察沙汰など，社会生活上のさまざまな問題を生じるようになる。この段階で問題の深刻さに気づき，飲酒行動の是正に本気で取り組めるかどうかが予後を左右することになる。

3．アルコール依存症

（1）　依存症の２つの側面～心理的依存と身体的依存

　乱用を続けるうちに，片時もアルコールなしではいられない状態になると，アルコール依存症の成立である。

　一般に，依存症には心理的依存と身体的依存の２つの側面がある。心理的依存は，その物質（この場合はアルコール）を摂取したいという強い欲望があり，これをコントロールできないことを指す。強迫的で制御不能な飲酒欲求と言い換えてもよい。心理的依存を生じると，朝から晩まで「酒を飲みたい」ということ以外には何も考えられなくなり，どうやって酒を手に入れるか，どうしたら人目につかずに飲めるか，そればかりにとらわれてしまう。

　アルコールに対する心理的依存は，「否認」と呼ばれる現象を伴うことも特徴的である。否認とは，「自分が引き起こしている問題の大きさや，時には酒を飲んでいる事実そのものを認めようとしない」ものである。明らかに飲酒の形跡があるのに「酒なんか飲んでいない」と平然と言い抜けたり，「酒は嗜むが，人に迷惑などかけない」と居直ったりするため，周囲の心証をいっそう害することになる。また，自分自身もそう思い込んでいるため，行動修正や治療の動機をもつことができない。否認はアルコール依存症のきわめて厄介な特徴である。

　身体的依存は，身体がアルコールなしではバランスを保てなくなっていることであり，具体的には耐性の形成（酒に強くなること）や離脱症

表 10-2　アルコール依存症において認められる代表的な離脱症状

・手指振戦	指や手，時には全身に及ぶ激しい震え
・けいれん	意識消失を伴う全身のけいれん発作
・アルコール幻覚	小動物などの幻視や幻聴
・振戦せん妄	本文参照

状によって示される。アルコール依存症の離脱症状としては不眠・不安・不機嫌などに加え，**表 10-2** に示すようなものがある。中でも振戦せん妄は，長期にわたる大量飲酒後に飲酒を中断した際に起きやすく，意識の混濁とともに激しい全身の震えや活発な幻覚・錯覚を起こして興奮状態に陥るものである。栄養失調その他の条件も重なって命に関わることもある（せん妄については第 9 章参照）。

　離脱症状は体内にエタノールが十分存在する限り起きないから，これらの症状を避けようとして飲酒を重ねるという悪循環が生じる。手の震えなどを周囲から気づかれないよう，常に酒を携行してこっそり飲むなどするが，もとより隠しきれるものではなく，いずれ露見して問題化することになる。

（2）　依存症を背景とした精神症状

　アルコール依存症では，振戦せん妄以外にもさまざまな精神症状が出現する。幻聴や被害妄想はよく見られ，統合失調症の陽性症状とよく似ているため鑑別が問題になることもある。

　アルコール性の嫉妬妄想は，依存症の男性が配偶者の貞節に妄想的な疑いをもつもので，しばしば暴力行為につながる。アルコール依存症における心身の機能低下を背景とした，心因性の妄想と考えられている。

　長期間の大量飲酒は抑うつ状態を引き起こすことが知られ，アルコール依存症の 3 割程度にうつ病の合併が見られるとの報告がある。逆に，

抑うつ状態や不眠を紛らわそうとして酒量が増え，アルコール依存症に陥るケースもある。実際には大量飲酒は，抑うつ状態や不眠を悪化させることを知っておきたい（第6章参照）。

　長い経過の後では，器質的な脳の異常が起きることが少なくない。代表的なものは，記憶の障害を特徴とする健忘症候群である。特に短期記憶の障害が重篤で，話しているうちに前の話題を忘れたり，数時間前の家族との面会を思い出せなかったりする。記憶の欠損を作話で埋め合わせることもよく見られる。

　アルコール依存症では認知症の頻度も高い。その原因として，栄養失調によるビタミンＢの欠乏や，血管壁の脆弱化を背景とする脳血管障害，酔った状態で頭部打撲を繰り返すことによる慢性硬膜下血腫などさまざまな背景が指摘されており，ここにも酒害の多面性を見ることができる。

（3）　人間関係の破壊作用

　以上に述べた本人の心身への害に留まらず，周囲の人間関係に大きな傷を与えることもアルコール依存症の重要な特徴である。

　本来は立派に役割を果たしていた社会人が，職場では失敗や無責任な行動を繰り返して信用を失い，家庭には収入を入れず蓄えを食いつぶし，家事や育児を放棄したうえ家族に暴力をふるうようになる。どれほど説得しても言い訳や責任転嫁を繰り返すばかりで，行動があらたまらない。これらはみなアルコール依存症の症状として治療を要するものであるが，周囲はこのような行動の被害者であるだけに問題の人物を「患者」と見ることが容易ではない。家族はぎりぎりまで忍耐した挙げ句，最後には離婚などの形で患者と絶縁することが多い。その結果，患者はいっそう絶望を深めて酒に逃避することになる。

　久里浜式と呼ばれるアルコール依存症のスクリーニング・テスト（KAST）があり広く用いられている（**表10-3**）[1]が，その旧版のなかでいちばん重みづけの大きいのは，「酒が原因で，家族や友人など大切な人との人間関係にひびが入ったことがありますか」というものであった。アルコール問題の急所を突くものといえよう。最近では，親のアルコール依存症が子どもの成長後のパーソナリティや飲酒行動に影響を与えるといった世代間連鎖にも，注意が喚起されている。

（4）　原因・治療・予防

　アルコール依存症の原因は，未だに解明されていない。酒という物質が不可欠の要因であることは間違いないが，同じように長年酒を常用していても，アルコール依存症になる人もあればならない人もある。

　かつては「性格的に弱い人間が，酒に逃避した結果である」といった見方がなされがちであったが，今日では社会的なストレスとの関連を指摘する説が多い。実際，気分の障害・不安障害・適応障害などをかかえた人々が酒に頼るケースはしばしば見られるが，これが逆効果であることは前述の通りである。また，アルコール依存症の発症には遺伝素因も関連するものと推測される。単一の原因に還元されるものではなく，さまざまな要因が複合的に関わっていると考えるべきであろう。

　治療に関しては，当然ながら断酒がカギとなる。ただし，アルコール依存症には前述の「否認」がつきものであり，治療の動機を獲得・維持することが難しい。本人が「自分には治療が必要である」と認めて出発点に立つまでが，最も重要かつ困難なステップである。経験者のなかには，徹底的に苦しんでどん底まで落ちる「底つき」を経験しないと，出発点には立てないものだと語る人もある。

　どうにか治療を決意できた場合，断酒を実現するためにどんな治療法

表 10-3　久里浜式アルコール症スクリーニングテスト（KAST）

○**男性版（KAST-M）**
最近 6 カ月の間に次のようなことがありましたか？
1. 食事は 1 日 3 回，ほぼ規則的にとっている
2. 糖尿病，肝臓病，または心臓病と診断され，その治療を受けたことがある
3. 酒を飲まないと寝付けないことが多い
4. 二日酔いで仕事を休んだり，大事な約束を守らなかったりしたことが時々ある
5. 酒をやめる必要性を感じたことがある
6. 酒を飲まなければいい人だとよく言われる
7. 家族に隠すようにして酒を飲むことがある
8. 酒がきれたときに，汗が出たり，手が震えたり，いらいらや不眠など苦しいことがある
9. 朝酒や昼酒の経験が何度かある
10. 飲まないほうがよい生活を送れそうだと思う

「はい」は 1 点，「いいえ」は 0 点として合計点を算出する（1. のみ逆）
合計点が 4 点以上：アルコール依存症の疑い，1〜3 点：要注意群，0 点：正常群
（質問項目 1. による 1 点のみの場合は正常群）

○**女性版（KAST-F）**
最近 6 カ月の間に次のようなことがありましたか？
1. 酒を飲まないと寝付けないことが多い
2. 医師からアルコールを控えるようにと言われたことがある
3. せめて今日だけは酒を飲むまいと思っていても，つい飲んでしまうことが多い
4. 酒の量を減らそうとしたり，酒を止めようと試みたりしたことがある
5. 飲酒しながら，仕事，家事，育児をすることがある
6. 私のしていた仕事をまわりの人がするようになった
7. 酒を飲まなければいい人だとよく言われる
8. 自分の飲酒についてうしろめたさを感じたことがある

「はい」は 1 点，「いいえ」は 0 点として合計点を算出する
合計点が 3 点以上：アルコール依存症の疑い，1〜2 点：要注意群，0 点：正常群
（質問項目 6. による 1 点のみの場合は正常群）

（文献 1 より引用）

があるだろうか。専門家の指導のもとに自分の病気について理解すること，すなわち心理教育は重要である。最近では断酒を目標とした認知行動療法プログラムも開発されている。抗酒薬あるいは嫌酒薬と呼ばれる薬は，体内でエタノールから作られる有害なアセトアルデヒドの分解を阻害するもので，これを飲んだうえで飲酒すると悪心・嘔吐や血圧低下など危険な症状が出る。そのことを承知で患者自身がこれを毎日服用し，断酒の一助とする方法もある。

　いずれにせよ，何としても酒をやめたいという本人の動機づけがポイントとなるが，これを維持するうえで大きな力を発揮するのが，患者の自助グループすなわち断酒会である。このうち AA と呼ばれるものは匿名断酒会（Alcoholics Anonymous）の略称で，1930 年代にアメリカで誕生した。2 人のアルコール依存症患者が互いに顔を合わせては，語り合い励まし合ううちに，いつしか断酒に成功した。1 人ではできなかった断酒が，2 人で実現できた経験をグループへと広げ，これが AA の成立へとつながったのである。

　AA はその名の通りメンバーの匿名参加を原則とし，名前や社会的地位をいっさい問わず，ただ酒に敗北した 1 人の人間としてグループに集う。独特の規約に基づいて頻繁にミーティングを行い，無批判の語り合いを繰り返しつつともに断酒を目指していく。現在 AA は，世界 90 カ国で 100 万人規模のメンバーを擁するまでに成長している。わが国では AA に加えて，1950 年代に発足した日本型の断酒会も活動している。

　アルコール依存症の長期予後に関する調査では，断酒の継続率や死亡率に関して断酒会への参加群と非参加群との間に有意差が示され，断酒会の効果が実証されている。ミーティングを中心とする自助活動のあり方は，薬物依存症などの治療に応用されている他，各種の当事者活動に影響を与えている。

4. 覚醒剤，その他の依存症

（1）　覚醒剤の有害作用

　覚醒剤は，特にわが国で問題となってきた違法な依存性薬物であり，実体はメタンフェタミン（商品名ヒロポン）を中心とするアンフェタミン類である。

　覚醒剤は，アルコールとは対照的に中枢神経系に対する興奮作用をもつ。覚醒剤を内服・注射したり，あぶって嗅いだりすると，強い精神刺激症状が生じる。眠気や疲労感が消失し，多幸感・万能感が生じて気分が高揚し，頭の働きが非常に活発になったと感じる。性行為に伴う快感が増強されるともいう。こうした作用に対する心理的依存がきわめて生じやすく，軽い気持ちで手を出して止められなくなるケースが多い。

　離脱症状はエタノールのように激しくはないものの，疲労・虚脱感・不快な夢といった徴候が生じがちであり，これを避けようとして覚醒剤を使用するという悪循環が起きやすい。使用を反復すると迅速に耐性が形成されて使用量が増加し，使用を抑制できなくなっていく。このように覚醒剤使用の急性期には，薬物のもたらす快感に対しての心理的依存が主たる問題となる。

（2）　覚醒剤精神病

　覚醒剤を連用するにつれ，急性期とはまったく違った現象が起きてくる。大量のメタンフェタミンを使い続けた場合，約 3 カ月で明らかな精神病症状が出現する。幻聴や被害妄想など，統合失調症によく似た幻覚妄想状態が典型的な症状である。妄想のテーマとしては周囲から迫害・追跡されるといったものが多く，逃走あるいは逆襲しようとして傷害事件に至ることもある。

　入院治療を行って覚醒剤の使用を中止させ，幻覚や妄想に対して抗精神病薬による薬物療法を行うと，1カ月以内には症状が消失していくことが普通であり，治療に対する反応性は比較的良好である。

　問題はその後である。いったん覚醒剤使用を中断した者が，後に再使用したとしよう。この場合，初回よりもはるかに少量かつ短期間の投与で，前回と同じような精神病症状が出現する。しかもこうした症状の再燃は，飲酒など覚醒剤以外の物質摂取や情動ストレスなど，非特異的な刺激で引き起こされる場合もあるという。中断期間の長さとは無関係であり，長年中断していた場合も再使用すると敏感に精神病症状が出現する。このように永続する過敏性は，異常行動を指標とした動物実験でも確認され，逆耐性現象あるいは行動感作と呼ばれている。

　こうした現象は，覚醒剤の慢性投与によって精神病症状を生じる回路が脳内に形成され，この回路が永続的に保たれることによって起きるものと考えられる。ある人はこれを自転車に乗ることにたとえた。自転車に乗れるようになるには訓練がいるが，いったん習得してしまえば，どれほど長期間のブランクがあっても乗り方を忘れることはない。仮に忘れようとしても，脳と身体が覚えているため忘れることができない。覚醒剤による精神病症状もこれと同じだと言うのである。

　このように覚醒剤の有害作用は，生涯にわたって害をなす危険性があることを，特に若い人々に十分に伝える必要がある。

　乱用や依存の対象となる薬物は，覚醒剤の他にも数多くある。シンナーなどの有機溶剤，マリファナやマジックマッシュルーム，さらには向精神薬など，物質の種類が広がる傾向も見られている。マリファナなどは，「ソフトドラッグで危険が少ない」といった風説がしばしば耳に入るが，実際の大麻使用者では多剤乱用が多く，より依存性の強い薬物への移行も見られるなど，重篤な薬物乱用・依存への入り口となる危険

なものであることを知っておきたい。違法薬物を使用した状態で自動車を運転し，大事故を引き起こしたケースが既に何件も報道されている。

（3）　その他の依存症

　依存症の対象となるのは物質ばかりではない。パチンコやギャンブルなどの行為に夢中になって止められないのも依存症であり，行為依存と呼ばれる。最近ではインターネットやゲームへの依存がとりわけ年少者に浸透しつつあることが指摘され，2018（平成30）年には ICD-11 が「ゲーム障害（gaming disorder）」という診断を正式に認めて話題となった。現代の経済システムが，消費者の欲望を積極的に掘り起こして，商品やサービスへの耽溺を作り出す構造をもつことを考えると，今後この種の依存症はますます広がりかつ深刻化するであろう。

　このように依存の対象は多彩であっても，依存という行動とこれに伴う心理のパターンには共通の部分が多く，アルコール依存症を中心としてこれまで蓄積された知見や手法が，今後も役立つものと思われる。現に断酒会の方法論は，薬物依存やギャンブル依存からの回復に広く活用され，成果をあげている。

　依存を生みだす脳のメカニズムについても研究が進んでおり，やがては治療に貢献するものと期待される。

引用文献

1) 久里浜医療センター：久里浜式アルコール症スクリーニングテスト
  htpp://www.kurihama-med.jp/alcohol/kast.html

参考文献

ⅰ）アルコール薬物問題全国市民協会（編）：「酒のない人生」をはじめる方法（ア
  ルコール依存症＜回復ノート＞（1））．アスク・ヒューマン・ケア，東京，1999
ⅱ）河野裕明，大谷藤郎（編）：我が国のアルコール関連問題の現状―アルコール
  白書．厚健出版，東京，1993
ⅲ）松本俊彦，小林桜児，今村扶美：薬物・アルコール依存症からの回復支援ワー
  クブック．金剛出版，東京，2011
ⅳ）鈴木健二：子どもの飲酒があぶない―アルコール・ドラッグに蝕まれる若者
  達．東峰書房，東京，1995
ⅴ）和田　清：依存性薬物と乱用・依存・中毒―時代の狭間を見つめて．星和書
  店，東京，2000
ⅵ）アルコール健康障害対策基本法推進ネットワーク
  http://alhonet.jp/problem.html

学習課題

●飲酒に対する考え方について，世界のさまざまな文化圏でどのような
  違いが見られるか調べてみよう。
●AAと日本型断酒会について詳しく調べ，その共通点と相違点とを比
  較してみよう。
●第二次世界大戦後のわが国では，三次にわたる覚醒剤の流行期を経て
  現在に至っている。第一次～第三次の流行期について，その特徴と社
  会的背景を調べてみよう。

11 | 発達障害

広瀬宏之

《**目標＆ポイント**》 発達障害の概念を理解し，自閉スペクトラム症や ADHD など，主な発達障害の特徴と療育の原則を学ぶ。また発達期の諸問題に対する対応の原則を学ぶ。
《**キーワード**》 発達障害，環境調整，社会的障壁，自閉スペクトラム症，ADHD，共同作業，成功体験

1．発達障害の概要

（1） 発達障害の重要性（表 11-1）

いまや発達障害は一部の専門家だけの概念ではない。テレビでも，健康番組や専門番組だけではなく，普通の時間帯の通常番組で取り上げられることが多くなってきている。雑誌やインターネットでも同様であり，マスコミで発達障害が取り上げられない日はないと言っても過言ではない。どうしてここまで発達障害が普及したのであろうか？

表 11-1　発達障害の重要性

（1） 人口の１割に及ぶ 　　→ 発達障害を意識し，自分にも特性がないかを自問する
（2）24 時間 365 日・老若男女あらゆる生活場面に影響する
（3）「正しい理解」と「適切な対応」で生活が改善する 　　→ 治癒を目指す医療モデルではなく社会モデルで対応する
（4）「不適切な対応」で多くの二次障害を起こす 　　→ 精神疾患が発達障害の二次障害で発症する場合もある

　まず，発達障害と診断され得る人々は人口の1割にも及び，極めてありふれた状態だということが挙げられる。人間関係や集団生活におけるトラブルが目立つ場合，生まれつきの発達特性が潜んでいる可能性を考え，その観点からの分析と対処を行っていくとうまくいく場合がある。

　発達障害は子どもだけの問題ではない。小児期には顕在化しなかった発達障害が，社会人となってはじめて表面化することも珍しくない。日々の生き辛さを感じている場合，本人の努力不足ではなく，生まれつきの発達特性が影響している可能性もある。努力不足という観点は不適切で，発達特性に見合った環境調整によって道が開ける場合も少なくない。

　老年期の発達障害も介護現場などでクローズアップされつつある。獲得してきた能力が失われていく認知症などと異なり，生まれつきの苦手さが，消長しながらも生涯にわたって存在していることがポイントである。

　発達障害は医療モデルでは対応しきれない。根本の医学的な原因は明らかでないため，検査で原因を見つけて治すという作戦は採れない。

　発達障害の支援とは，個々の発達特性を分析し適切な対処を工夫していくことにより日常生活の質を改善していくことである。社会と個人の間の不適応を改善していくという，社会モデルに近い対応が原則となる。

　不適切な対応が積み重なると，元来の発達特性に加え，様々な二次障害が発生する。少なからぬ精神疾患が，発達障害に対する不適切な対応に由来する二次障害として発症していることを忘れてはならない。そして，二次障害は適切な対応をしていれば予防できることも心したい。

（2）　発達障害をめぐる誤解（表11-2）

　発達障害であれば生まれつきの中枢神経系の機能障害が原因であり，しつけや育て方は原因ではない。自分のせいではないかと悩んでいる母親に，愛情が足りないとか，育て方が悪いなどと言ってはならない。

表 11-2　発達障害をめぐる誤解

> (1) しつけや育て方の問題が原因ではない
> 　　→親の関わりや愛情が足りない訳ではない
> (2) 子どもの「わがまま」でもない
> 　　→ 生まれつきの中枢神経系の障害が原因である
> (3)「そのうち大丈夫になる」とも限らない
> (4)「個性」や「性格」ではない
> 　　→ 理解と配慮と支援が必要な「特性」である

　偏食に代表される感覚過敏は，わがままと誤解されがちだが，基本的には発達特性であり，むやみに叱責し矯正しても良いことはない。

　適切な支援につなげるためには，「大丈夫」とか「個性」「性格」といった安易な気休めも慎みたい。医学的に治癒できる状態ではないにせよ，工夫した関わりによって，発達障害があってもその子のペースで発達できる。適切な時期に適切な発達支援を受けていくことが不可欠である。

（3）　発達障害＝発達凸凹＋不適応

　発達凸凹とは生まれもった能力の遅れとアンバランスであり，発達特性とほぼ同じ意味である。これ自体には優劣はないことも銘記したい。

　そもそも，ヒトが社会で生きていくには，視覚・聴覚・触覚・味覚・嗅覚の五感の力，運動力，会話力，理解力，注意力，集中力，段取り力，思考力，学習力，社会力，忖度力など，数多くの能力が必要になる。

　これらの能力の発達に大きな凸凹があって，毎日の生活のなかで何らかの問題を抱えている不適応状態が発達障害である（**図 11-1**）。

　不適応は個々の発達特性と環境とのミスマッチである。発達障害には状況依存性があって，適切な環境調整を行うことで，もともとの発達の力が担保される。ここに支援の勘所がある。たとえ発達が凸凹でも，凸

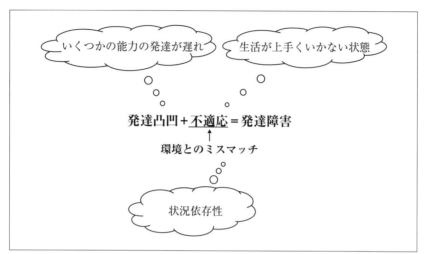

図 11-1　発達障害とは何か

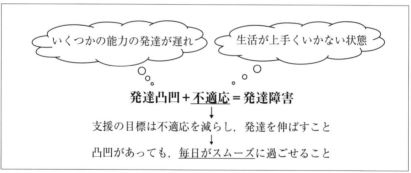

図 11-2　発達障害をめぐる誤解

凹に合った環境，例えば苦手なことは周囲がサポートをし，得意なこと
は伸ばしていく，といった関わりをしていくことで，不適応は最小限に
抑えられ，その人のちゃんとした発達が保証される（**図 11-2**）。
　不適応やミスマッチの度合いはさまざまで，どこから障害として線を

引くかは明瞭ではない。軽症でも生活に困っていれば支援が必要である。そこで，近年ではスペクトラム概念が導入され，ミスマッチや障害の度合いをグラデーション（連続帯）として考えるようになっている。

（4）　不適応をもたらす社会的障壁

　2004（平成 16）年に制定された発達障害者支援法において「発達障害とは，自閉症，アスペルガー症候群その他の広汎性発達障害，学習障害，注意欠陥多動性障害その他これに類する脳機能の障害であってその症状が通常低年齢において発現するもの」と定めている。

　前に述べたように，発達障害は発達凸凹だけで発症するものではない。そこで，2016（平成 28）年に改正された発達障害者支援法では「発達障害者とは，発達障害がある者であって発達障害及び社会的障壁により日常生活又は社会生活に制限を受けるもの」という社会的障壁の概念が追加されている。

　社会的障壁とは広い意味で不適切な環境を指す。同法では「社会的障壁とは発達障害がある者にとって日常生活又は社会生活を営む上で障壁となるような社会における事物，制度，慣行，観念その他一切のもの」とされている。必要な配慮がなされないこと，制度上の不利益，差別や偏見など幅広い社会的障壁が発達障害の適応と発達を妨げることになる。

（5）　6つの発達障害

　表 11-3 に代表的な 6 つの発達障害を挙げる。1 人ひとりを見ると，1 種類の発達障害だけということは稀であり，同一人物に複数の発達障害が併存していることが多い。「発達障害はミックスジュース」と言うことができるのである。単一果汁ではなくさまざまな成分が含まれている。その混在した状態を，便宜上 6 つに分類したものが本表である。

表 11-3　6 つの発達障害

診断名	遅れている領域	特徴
知的発達症 (ID) 精神遅滞 (MR)・知的障害	知的能力（知能）	全体的な知能の発達の遅れ（知能指数 IQ<70）。人口の約 2%。IQ70~85（境界域）も配慮が必要。
運動発達遅滞	運動能力	運動発達の遅れ。他の発達障害を伴うこともある。
自閉スペクトラム症 (ASD) 広汎性発達障害 (PDD)	コミュニケーション能力	主症状は (1) コミュニケーションや社会性の発達の遅れ (2) 興味の偏り・こだわり（感覚過敏や鈍麻）。これらの他に、言葉の遅れ、ID、ADHD、SLD、DCD、てんかん、視覚優位の認知、優れた記憶力などを伴う。約 2%。
注意欠如・多動症 (ADHD)	注意力・集中力	主症状は (1) 不注意 (2) 多動・衝動性。薬物が効く場合がある。多くは ASD 特性を併せ持つ。約 5%。
限局性学習症 (SLD) 学習障害 (LD)	狭義の学習能力	知能は標準かそれ以上だが、「読み」「書き」「計算」など、学習に必要な機能の一部に障害がある状態。「勉強できない＝学習障害」ではなく、ID や ASD など他の発達障害の鑑別が必要。0.5~2%。
発達性協調運動障害 (DCD)	複数の運動の協調性	ただの不器用ではなく、中枢神経系の障害。学習にも直結するため、的確な評価と支援が必要。5%。

＊診断名の上段は現在主流の診断名。下段は少し前の診断名。略称は以下の如し
ID : intellectual disability
MR : mental retardation
ASD : autism spectrum disorders
PDD : pervasive developmental disorders
ADHD : attention-deficit hyperactivity disorder
SLD : specific learning disorder
LD : learning disability or learning disorder
DCD : developmental coordination disorder

2．対応のコツ

　対応や支援は診断名に基づいてなされるのではなく，個々の特性を分析し，日常生活の困りごと，すなわち主訴を起点になされる。診断名は，あくまで支援の手がかりであり，ヒントを与えるものでしかない。

（1）　知的発達症（知的障害）がある子どもへの対応

　年齢相当の知能の獲得がなされていない状態である。遅れに見合った環境設定をしていくことが対応の原則で，実際の暦年齢ではなく発達年齢に合わせた対応をする。4歳の子どもで発達指数が70であれば，発達年齢は2.8歳となり，3歳手前くらいのハードル設定がちょうどよい。

　耳からだけでは理解できないことも多く，視覚的な情報提示をする。話し手に注意を向けることも苦手で，理解が不十分のまま返事をしてしまうこともある。注意を向けさせ，平易な表現で伝え，理解を確認する。

　言葉で表現できないために，気持ちを行動で表現してしまうことも多い。不安な表情，イライラした態度，粗暴な行動，落ち込みの雰囲気など，普段と違ったら，何を訴えたいのか周囲が本人の気持ちを推し量る。

（2）　運動発達遅滞がある子どもへの対応

　脳性麻痺を代表とする肢体不自由児も含まれる。身体面への配慮に加え，知的な遅れや，二次的に生じる心理的な問題への配慮も欠かせない。

　日常生活の基本動作，子ども同士の遊び，集団での一斉活動など，あらゆる場面で丁寧な配慮と支援が必要となる。可能な支援は積極的に行う一方で，必要以上の支援が発達や自立の妨げになる場合もあり，支援のさじ加減も見極める必要がある。

　運動発達が遅れる背景には様々な病態があるため，専門機関や主治医

との連携が必須である。てんかんの合併で服薬が必要な場合，ダウン症での心臓疾患や頸椎の負担軽減など，必要な配慮がないか確認する。

（3）　自閉スペクトラム症がある子どもへの対応

　主症状は①コミュニケーションや社会性の発達の遅れと，②興味の偏り・こだわり・感覚過敏や鈍麻（感覚調整障害）である。

　言語・非言語を問わず，意思疎通や周囲の状況理解が苦手であり，コミュニケーションのやりとりを豊かにしていくことを目標とする。

　幼児期早期で言葉も乏しく関わりが難しい場合は，子どもの興味の対象を見つけ，その対象物を子どもと大人が共有して遊んでいく。最初は大人が子どもに合わせ，子ども目線に立ってやりとりを伸ばしていく。

　非言語的なコミュニケーションが十分でないと言葉は増えない。言葉の有無よりも，身振りや手振りなどの非言語的なやりとりを大切にし，コミュニケーションが途切れずにつながっていくことを目指す。楽しい時間を共有し，子どもと一緒に笑い合うことが，関わりの目安となる。

　語彙が増えても自分だけの言葉にならないよう，他者と通じ合う経験を重ね，言葉がコミュニケーション・ツールであることを体感させる。

　集団では，わかりやすく状況の理解ができるよう，時間と空間両面で見通しをよくする（構造化）。予想外のできごとが苦手で，予測の立ちやすいスケジュールを視覚的に提示する。空間配置もわかりやすくする。

　感覚過敏への配慮も必須である。定型発達よりも感度が高く，普通の刺激でも堪え難く感じてしまう。幼児期では聴覚，触覚，味覚の過敏が目立つ。喧噪や普段と違う雰囲気にも敏感で，容易に不安に陥る。苦手な刺激は無理に我慢させず，刺激源と距離を取りながら徐々に慣れさせる。パニックになったらその場を離れ，別のことで気持ちを逸らしてクールダウンを図る。苦手な刺激への無理強いを続けるとトラウマになる。

目に見えないこと，暗黙のルールや比喩，言葉の裏を読むことも苦手である。当たり前と思わずに，その都度，噛み砕いた説明が必要である。

興味の偏りやこだわりはプラスに作用する場合も多い。得意なことは積極的に伸ばし，その子の強みにして自信をつけさせる。

成長するにつれ，表面的には問題がないように発達していく場合もあるが，身の回りに起こっているできごとの理解や感じ方や認知は依然として独特な場合が多く，個々の特性に合わせた工夫は不可欠である。

（4）　注意欠如・多動症がある子どもへの対応

主症状は①多動・衝動と②不注意である。身体も気持ちもさまざまな刺激に容易に反応し，同時に複数の刺激を処理することが苦手になる。提示される刺激の数を減らすことが原則である。どうしても刺激が多い場合は，1つずつ順番に提示するか，重要な情報を強調して提示する。

注意の持続時間も短いため，長い課題は小刻みにやらせ，合間に小休止を入れる。一斉指示だけでなく，本人への声かけによって注意を向けさせる。不注意による忘れ物などには，積極的に大人が介入し，注意喚起の声かけや，忘れ物防止の工夫をして，注意の狭さを補っていく。

多くは年齢とともに改善が見込まれるが，特性に見合った対処行動が身につくようにするために，自尊心を損なうような対応は厳に慎む。

6歳以降で用いられる薬物の改善率は70〜80％だが，あくまで対症療法である。薬の助けを借りながら成功体験を積み重ね，発達を伸ばす。

（5）　限局性学習症がある子どもへの対応

読字，書字，計算などの特定の学習能力が発達段階から期待されるよりも低い状態であり，読字障害，書字障害，算数障害などの下位カテゴリーがある。学習障害と同義だが，「勉強が出来ない＝学習障害」と誤

解されやすく，DSM-5では限局性学習症と改名された。基本的に教科学習が開始される6歳以降に明らかになる状態である。知的発達症やその他の発達障害がある場合はそちらの診断と対応が優先される。

　支援にあたっては，まず知能低下がないかを確認する。全般的な知能の遅れがあれば学習障害ではなく，知能レベルに合わせた対応が必須となる。その他の発達障害の有無も確認し，それぞれの対応を行う。

　本物の限局性学習症では，学習困難さの詳細な分析，特性に合った学習方略の検討，スモール・ステップによる段階的習得，パソコンやタブレットの導入，得意な科目の増進による自信の強化などが要点となる。

（6）　発達性協調運動障害がある子どもへの対応

　ただの不器用ではなく，中枢神経系の発達障害の1つであり，頻度は5％とも言われる。気合いや根性では改善せず，的確なアセスメントと支援を要する。苦手な身体活動の分析を行い，本人がやりやすい方法を一緒に模索し，スモール・ステップによって苦手さが軽減していくようにする。努力の無理強いは苦手意識ばかり増やすのでよくない。

（7）　大人の発達障害への対応

　上手くいかないことばかりが注目されがちだが，大人になるまで何とかやってこられた「本人なりの対処行動」に着目するのが基本である。

　小児期から支援を受けてきた場合は，どのような支援が役に立って，どんな工夫をして切り抜けてきたのか，言わば「その人の成功体験のエピソード集」を作っていくようなつもりで支援を組み立てる。

　診断や支援を受けていない場合は，専門職との相談なしでやってこられた利点を聞いていく。自分なりに工夫して対処できてきた成功体験と，今ここで支援が必要になってきた限界点について本人と一緒に検討

表 11-4　二次障害への対応 7 原則

(1) 身体疾患の検査や精神状態のアセスメントとそれぞれへの対応を行う
(2) 症状を対処行動や SOS として理解する
(3) 子どもを支える（受容・共感・支持）
(4) 親と家族を支える（受容・共感・支持）
(5) 子どもを取り巻く環境に働きかける（環境調整）
(6) 子どものこころへ働きかける（心理療法・精神療法）
(7) 身体と脳へ働きかける（薬物療法）

し，これまでの努力をねぎらいつつ，現状の分析とより良い対処行動を探していく。

　二次障害がきっかけで発達障害が明らかになる場合もある。

（8）　二次障害への対応（表 11-4）

　不適切な対応が嵩じると，さまざまな二次障害が引き起こされる。身体症状がメインの心身症的な状態と，精神症状がメインで抑うつや適応障害，ひきこもりや暴力行為などの反社会的な状態になる場合とがある。

　いずれも，症状への対症療法を行うとともに，それまでの不適切な環境を少しずつ変えていく。込み入った状況に陥っている場合は，一朝一夕には改善されないため，本人の辛さを受け止め，家族を支え，少しずつ良い方向にいけるよう，長期戦のつもりでじっくりと支援する。

（9）　発達性トラウマ障害

　発達障害は中枢神経系の先天的な障害が原因だが，発達障害のような臨床像を呈していても，実は強烈なトラウマ体験が原因となっている場合がある。その代表が発達性トラウマ障害である。長期のトラウマによって脳の機能や形態が変化し，多動や癇癪，うつや解離，激しい気分の

変調，種々の依存症などに発展する。平たく言えば虐待の後遺症である。

　発達障害がなくても発達障害同様の症状を呈するため，支援には区別が必要だが，実際は発達障害と発達性トラウマ障害が入り混じっていることも多い。詳細は参考文献（杉山 2012 & 2019）を参照されたい。

(10)　保護者への支援

　発達障害の子育てはとてもとても大変で，人一倍以上の苦労が伴う。泣いている幼児を良かれと思って抱きしめても，感覚過敏の強い子どもでは余計に泣いてしまい，こちらも途方に暮れることも少なくない。

　親を責めることは厳に慎む。辛さを傾聴し，親なりに工夫してきた対処行動をねぎらい，特性に見合ったより良い対処行動を一緒に考えていく。

　親だけでの子育てでは限界がある場合，躊躇なくさまざまな社会資源を利用し，地域全体で親子を支え見守りながら育てていくようにしたい。

3．支援の要諦（表 11-5）

（1）　共同作業による成功体験の蓄積

　発達の最大の原動力は「できた！」という成功体験である。しかし，発達障害があると独力では成功体験を積むことが難しくなってくる。

　よく「失敗は成功のもと」と言われるが，発達障害の場合は，生来うまくいかないことが多く，失敗から独力で学び，成功を体験するのは困難である。むしろ「失敗は二次障害のもと」となってしまうのである。

　そこで，適切な支援のもとで成功体験を積んでいくことが，発達の最大の原動力となる。発達障害の場合は，「成功は発達のもと」である。

　ここで適切な支援とは，特性の分析を行って，成功体験を増やすための方略を立てていくことである。ここに支援者の専門性の見せ場がある。

　ただし，支援者だけで特性の分析や方略の立案を行ってはいけない。

表 11-5　支援における 8 つのステップ

（1）日常の困難さが SOS として発信され，受信した支援者との共同作業が始まる
（2）発達特性とこれまでの対処行動を分析し，より適切なやり方を工夫し試行する
（3）支援を受けて成功体験が増える。「できた！」が発達の原動力となる
（4）成功体験が増えると，セルフエスティーム（自尊心）が上がっていく
（5）セルフエスティームが上がると，自己を振り返っての自己理解が進む
（6）自己理解（＝特性理解）に沿った対処行動が，自分もできるようになる
（7）支援が最小限で済むようになる。当事者能力が完成する（支援の自給自足）
（8）それでも，本当に必要な時は躊躇なく何度でも SOS が出せるようになる

　支援の最終ゴールは，自分で自分の支援ができるという「当事者性の育成」であるから，本人や保護者とともに作戦を練っていく必要がある。

　その起点は最初の SOS，つまり，日常生活での困りごとである。それを支援者がキャッチし，本人や保護者とともに分析と立案の共同作業を開始して，成功体験を増やしていく。この繰り返しが支援の王道である。

　発達障害があっても，保護者や本人はそれなりの対処行動をしてきている。支援者から見ると適切とは思えなくとも，何とかしたいという気持ちを否定しては共同作業にならない。当事者の意欲を汲み取りつつ，専門性を加味した，より適切な対処行動を一緒に立案していくのである。

（2）　当事者能力の向上と支援の自給自足

　できないことだらけで失敗体験も多いと，自分の特性を振り返ることは難しい。できない自分を直視するのには勇気が必要だからだ。

　支援を受け成功体験が増えていくとセルフエスティームも高まる。自分を振り返ることができるようになり，自分でも特性に合わせた対処行動ができるようになっていく。こうして当事者能力が出来上がっていく。この繰り返しで支援が最小限になっていくのが支援の自給自足である。

　ある小児科医は，発達障害の診療経験が増えてはじめて，自分の特性

に気がついた。生来じっとしていることは苦手で，空気が読めないことも多く，感覚過敏や不器用も強かった。それからというもの，動きをコントロールし，自分の発言が相手にどう伝わっているかをモニターし，苦手な感覚刺激を同定してそれを避けるようにした。そのせいかどうか，発達特性だけで済んで，大きな不適応は起こしていないようである。

　発達特性や発達障害があると，人生のいろいろな段階において，さまざまな障壁にぶつかる。学生時代は大丈夫でも，社会人ではより高度の社会性が要求され，難しい局面に遭遇することもあろう。その際は躊躇なく SOS を発し，その時の支援者と共同作業を行って，成功体験を増やす。あるいはこれまでの経験を振り返って参考にしても良い。

　このプロセスさえ途切れなければ，発達障害でも一生涯の発達が見込めるのである。

参考文献

ⅰ）広瀬宏之：「ウチの子，発達障害かも？」と思ったら最初に読む本．永岡書店，東京，2018

ⅱ）広瀬宏之：発達障害支援のコツ．岩崎学術出版社，東京，2018

ⅲ）本田秀夫：発達障害 生きづらさを抱える少数派の「種族」たち．SB クリエイティブ，東京，2018

ⅳ）青木省三：ぼくらの中の発達障害．筑摩書房，東京，2012

ⅴ）杉山登志郎：発達障害のいま．講談社，東京，2012

ⅵ）杉山登志郎：発達性トラウマ障害と複雑性 PTSD の治療．誠信書房，東京，2019

学習課題

● 近年，発達障害の重要性が高まっているのは，どうしてだろう？
● 発達障害のそれぞれの状態の特性と対応について考えてみよう。
● 発達障害の支援の要諦について考えてみよう。

12 | 摂食障害とパーソナリティ障害

石丸昌彦

《**目標&ポイント**》 思春期・青年期に関連の深い精神疾患である摂食障害（神経性やせ症，神経性過食症，過食性障害）について学ぶ。また，パーソナリティ障害について DSM の分類に沿って学び，境界性パーソナリティ障害などの概要を理解する。
《**キーワード**》 摂食障害，神経性やせ症，神経性過食症，パーソナリティ，境界性パーソナリティ障害

1. 思春期・青年期と精神障害

　思春期・青年期は子どもという依存的存在から大人という自立した存在への移行期であり，その意義は「心理的離乳」あるいは「第二の誕生」などと表現される。ブロス（Blos, P）は思春期（puberty）が身体の急激な成長や第二次性徴の発現などの生物学的側面を表す概念であるのに対し，青年期（adolescence）はそのような生物学的変化に対する心理的適応過程を指すものであるとした。このような心身両面の劇的な成長にともなって，成人同様の内面的な葛藤が体験されるようになり，同時にさまざまな精神疾患が発症しはじめる。精神機能がヒトとしての成熟段階に達するにつれ，疾患の発生や経過もまた成人のパターンに移行していく。

　図12-1 に示す通り，高校生以降では成人で見られるほとんどの疾患で発症の可能性が出てくる。疾患そのものの特徴は成人のそれと同様であるとしても，思春期・青年期に統合失調症や双極性障害などの慢性疾

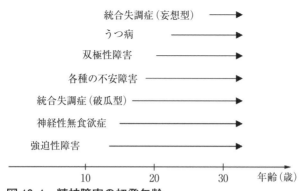

図 12-1　精神障害の初発年齢
あらましの傾向を示す概念図であり，年齢は厳密なものではない。

患に罹患した場合，病気と戦うことにエネルギーが奪われ，学業・友人づくり・アイデンティティ確立といった重要課題の遂行が妨げられることが少なくない。時には，病気であることが「負のアイデンティティ」として人生のあり方を規定することも起きる。早期から効果的な治療を行って病気による機能低下を最小限に抑えるとともに，思春期・青年期の本来の課題を達成できるよう配慮することが必要である。

　本章では思春期・青年期に特に関連の深いトピックとして，摂食障害とパーソナリティ障害を取り上げる。

2. 摂食障害

　摂食障害は伝統的には心身症の一型として扱われてきたが，発症年齢・性別・症状・経過など特有の臨床像をもつもので，思春期・青年期のメンタルヘルスにおける重要なテーマである。主要な 3 つの型の診断基準を**表 12-1**[1]に示す。

表 12-1　DSM-5 における摂食障害の診断基準

神経性やせ症／神経性無食欲症（anorexia nerovosa）
A. 必要量と比べてカロリー摂取を制限し，年齢，性別，成長曲線，身体的健康状態に対する有意に低い体重に至る。有意に低い体重とは，正常の下限を下回る体重で，子どもまたは青年の場合は，期待される最低体重を下回ると定義される。
B. 有意に低い体重であるにもかかわらず，体重増加または肥満になることに対する強い恐怖，または体重増加を妨げる持続した行動がある。
C. 自分の体重または体型の体験の仕方における障害，自己評価に対する体重や体型の不相応な影響，または現在の低体重の深刻さに対する認識の持続的欠如。
▼病型に関する基準
摂食制限型：過去 3 カ月間，過食または排出行動（つまり，自己誘発性嘔吐，または緩下剤・利尿薬，または浣腸の乱用）の反復的なエピソードがないこと。この下位分類では，主にダイエット，断食，および／または過剰な運動によってもたらされる体重減少についての病態を記載している。
過食・排出型：過去 3 カ月間，過食または排出行動（つまり，自己誘発性嘔吐，または緩下剤・利尿薬，または浣腸の乱用）の反復的なエピソードがあること。

神経性過食症／神経性大食症（bulimia nervosa）
A. 反復する過食エピソード。過食エピソードは以下の両方によって特徴づけられる。
　(1) 他とはっきり区別される時間帯に（例：任意の 2 時間の間のなかで），ほとんどの人が同様の状況で同様の時間内に食べる量よりも明らかに多い食物を食べる。
　(2) そのエピソードの間は，食べることを抑制できないという感覚（例：食べるのをやめることができない。または，食べる物の種類や量を抑制できないという感覚）。
B. 体重の増加を防ぐための反復する不適切な代償行動。例えば，自己誘発性嘔吐；緩下剤，利尿薬，その他の医薬品の乱用；絶食；過剰な運動など。
C. 過食と不適切な代償行動がともに平均して 3 カ月間にわたって少なくとも週 1 回は起こっている。
D. 自己評価が体型および体重の影響を過度に受けている。
E. その障害は，神経性やせ症のエピソードの期間のみ起こるものではない。

過食性障害（binge-eating disorder）
A. 反復する過食エピソード。過食エピソードは以下の両方によって特徴づけられる。
　(1) 他とはっきり区別される時間帯に（例：任意の 2 時間の間のなかで），ほとんどの人が同様の状況で同様の時間内に食べる量よりも明らかに多い食物を食べる。
　(2) そのエピソードの間は，食べることを抑制できないという感覚（例：食べるのをやめることができない，または，食べる物の種類や量を抑制できないという感覚）。
B. 過食エピソードは，以下のうち 3 つ（またはそれ以上）のことと関連している.
　(1) 通常よりずっと速く食べる。
　(2) 苦しいくらい満腹になるまで食べる。
　(3) 身体的に空腹を感じていないときに大量の食物を食べる。
　(4) 自分がどんなに多く食べているか恥ずかしく感じるため 1 人で食べる。
　(5) 後になって，自己嫌悪，抑うつ気分，または罪責感を感じる。
C. 過食に関して明らかな苦痛が存在する。
D. その過食は，平均して 3 カ月間にわたって少なくとも週 1 回は生じている。
E. その過食は，神経性過食症の場合のように反復する不適切な代償行動とは関係せず，神経性過食症または神経性やせ症の経過の期間のみに起こるのではない。

（日本精神神経学会（日本語版用語監修），髙橋三郎，大野　裕（監訳），染矢俊幸，神庭重信，尾崎紀夫ほか（訳）：DSM-5 精神疾患の診断・統計マニュアル．p332, 338-339, 343, 医学書院，東京，2014 より作成）

（1）　神経性やせ症／神経性無食欲症（anorexia nervosa）

　思春期やせ症とも呼ばれるもので，初発例の大部分は 13〜20 歳の女性である。運動競技やバレエのためのダイエット，周囲から体型について指摘されたこと，ライフイベント・ストレスなどがきっかけとして挙げられるが，特にそういったきっかけが認められないことも多い。

　主な症状は摂食拒否と高度のやせであり，やせるための不断の努力と，身体像（ボディ・イメージ）の著しい障害が認められる。「食欲がない」「食べると気持ちが悪くなる」などと主張して頑固に摂食を拒否し，急速に体重が減っていく。ただし，過食／排出型の存在からもわかるとおり，食欲は特異な形で抑えられているのであって「無食欲」ではないとの指摘がある。隠れ食い，食べ物を隠す，ポケットに甘いものを入れて持ち歩くなどの行動や，熱心にレシピを集めたり他人のためには調理したりすることから，抑えられた食への関心が見てとれる場合もある。やせが進むにつれ，便秘，基礎代謝低下，無月経，多毛などの身体症状が顕著となり，体重 30kg を下回る段階では栄養失調と電解質異常による生命の危険が生じる。

　こうした状況に対する否認の強さはこの疾患の大きな特徴である。「やせていない，空腹ではない，疲れない」の 3 つの「ない」が認められ，高度にやせていてもなお「太っている」と主張し，食べないまま活発に活動し続ける。こうした基本症状については患者による違いが少なく，病像が驚くほど似ている。頑固で負けず嫌い，強迫的，自己中心的で他人に厳しいといったパーソナリティ特徴が指摘されることもある。

　否認の強さからわかる通り治療動機をもつことは難しい。早期には無月経を主訴として婦人科を受診する場合があり，進行して栄養失調をきたした段階では生命維持のために入院治療が必要となるので，こうした受診機会を生かして精神科の治療プログラムへつなぎたい。本人と家族

に忍耐強く働きかけて治療関係を築き，心理教育や認知行動療法を行う。ただし，入院中はこうした治療が奏効しても，退院すると悪化し，外来での治療が難航することが多い。

神経性やせ症はうつ病を高率に合併するため，これに対して抗うつ薬が用いられることが多いが，食行動の異常そのものに対する薬物の効果は確立されていない。

発症のメカニズムについて，かつては女性としてのアイデンティティ獲得の障害や，親とりわけ母親との関係などが強調されたが，これに関するエビデンスは得られていない。体質的な素因も想定されるが，全体像は不明のままである。

神経性やせ症は先進国に多く，アメリカでの有病率は思春期女性の0.5〜1％と報告されている。予後は多様で，軽快・治癒するものから慢性長期化するものまでさまざまであるが，死亡率は5〜20％までの報告があり楽観できない。経過とともに神経性過食症の症状を示すケースが30〜50％あり，こうした移行は神経性無食欲症の発症から1年半以内に多く見られるという。

（2）　神経性過食症／神経性大食症（bulimia nervosa）と過食性障害（binge-eating disorder）

DSM-Ⅳは神経性過食症を排出型と非排出型に分けたが，DSM-5は不適切な代償行動が見られるものだけを神経性過食症とし，従来の非排出型を過食性障害と名づけて別のものとした。併せて，過食性障害のB〜E項目に後述のような特徴を追記している（**表12-1**）[1]。

神経性過食症は，はっきりした過食（binge-eating）が繰り返し起きていること，その間は摂食行動を抑制できない感覚があることに加え，体型や体重が自己評価に過度の影響を与えており，不適切な代償行動を

行っていることが条件となる。不適切な代償行動とは，絶食，排出行動（自己誘発性嘔吐や下剤・利尿剤の使用），過激な運動などを指し，この結果，反復する過食にもかかわらず肥満は認められないことが多い。

　一方，過食性障害は，A 項目に示される過食エピソードの反復は神経性過食症と共通であるが，不適切な代償行動が認められず，過食行動に関する恥や罪責感をもち，過食を苦痛と感じている。神経性過食症よりも病態としては軽いものであり，この程度の過食行動が若年女性にかなり広く見られることを反映したものとなっている。

　神経性過食症は，体型や体重が自己評価に強く影響を与えている点で，神経性無食欲症と共通しており，前述のように無食欲症から過食症へ移行する例がかなりある。神経性過食症ではアルコールその他の物質乱用を行う例が多く，境界性パーソナリティ障害の合併率も高いという。こうした例では，後述のように過食・排出が自傷行為の 1 つの形として行われ，リストカットなど他の自傷行為としばしば併存する。当然ながら，安定した治療関係を維持することは簡単ではない。

　これに対して，過食性障害では過食行動を不自然・不適切と感じる傾向が顕著であり，過食後の苦悩も強いので，治療動機をもちやすい。物質乱用やパーソナリティ障害の合併は少なく，長期化する場合もあるものの予後は比較的良いとされる。一般に過食行動は，ストレス状況における不適切な対処行動（ストレス食い）として現れることが多く，過食性障害はその延長上に考えれば理解しやすい。

　神経性過食症や過食性障害では，症状の重さ，患者の置かれている状況，パーソナリティ傾向などを吟味し，治療法を個別に検討する必要がある。SSRI（selective serotonin reuptake inhibitors：選択的セロトニン再取り込み阻害薬）などの抗うつ薬は，抑うつ気分の有無にかかわらず過食・排出に対して抑制効果があるとされる。

3. パーソナリティとその障害

（1） パーソナリティと精神疾患

同じ状況や刺激のもとに置かれても，人はそれぞれ異なった考えや行動を示す。そうした個人差を生み，その人らしい考えや行動を作り出す内的なシステムをパーソナリティ（personality）と呼ぶ。

パーソナリティは「人格」と訳されることが多かったが，日本語では「人格の尊厳」という表現があるように，精神機能や資質を越えたその人自身を表す，深い意味をもつ言葉が「人格」である。

これに比べると，パーソナリティはより表層的・可変的なその人の属性であり，評価や修正の対象とできるものである。日本語ではむしろ「性格」に近いかもしれない。かつて「人格障害」と訳されたものが「パーソナリティ障害」に変更されたところには，このような事情がある。

パーソナリティの問題が精神疾患の背景にあることは以前から注目され，「病前性格論」として研究されてきた。クレッチマー（Kretchmer, E）の気質・体型分類や，うつ病に関するメランコリー親和型，執着気質などは有名な例である。パーソナリティ障害という考え方はこうした病前性格論とも通じるが，結果として他の精神疾患を生じるのではなく，パーソナリティの逸脱そのものが原因となって不適応や問題行動をくりかえす場合をさしている。

パーソナリティは思春期・青年期にほぼ完成に達するから，パーソナリティの問題が顕在化してくるのもこの時期ということになる。

（2） 境界性パーソナリティ障害 （borderline personality disorder）

境界性パーソナリティ障害（BPD）は，パーソナリティ障害のなかでもよく知られるものである。そもそも 1980 年代に BPD が注目を浴

びたところから，パーソナリティ障害全般に対する関心が急速に高まった。かつて思春期境界例などと呼ばれたように，若者の心理と深い関わりをもつものと考えられている。

■**症例**

　20歳女性。感情の起伏が激しく，些細なできごとをきっかけに気分が沈み，自分をひどく責めたかと思うと，尊大になって人を攻撃したりする。

　高校卒業後に就職したが，職場での人間関係が悪くなりすぐに辞めてしまった。その後も仕事が長続きしない。男性同僚から少し親切にされると好意をもたれていると思い込み，自分のほうから積極的に働きかけて安易に性的な関係をもつ。同時に，見捨てられはしないかという不安が生じて相手にしがみつき，そのためにかえって疎まれることの繰り返しである。女性とも安定した関係を保つことができず，けじめがないほど親しく接近するか，敵視するかの両極端に傾きがちで，最後には感情を爆発させて関係を壊してしまう。

　男性との別れ話がこじれ，相手の部屋で多量の睡眠薬をのみ朦朧となって手首を切った。傷は浅く，1日の入院で意識がはっきりすると家に帰された。あれほど夢中になっていた相手が下らない人間に思われ，惨めな気持ちになった。腹立ちまぎれに大きなケーキを1人で食べ，後で吐き戻したのをきっかけに過食と嘔吐を繰り返すようになった。過食とともに酒量が増えたが，酒を味わうことなく一気に飲んで泥酔する。酔った勢いで男性とその時限りの関係をもつこともしばしばである。

DSM-5における診断基準を**表12-2**[2)]に示す。症例からも読みとれるように，感情や自己評価が乱高下して非常に不安定である。対人関係では依存心と敵意の双方が強く認められ，相手を理想化するかと思えば一転して非難攻撃するなど，両極端の間を揺れ動く。こうした不安定さを心の内に抱えておけず，容易に行動化（acting out）して自傷行為や自殺企図を起こし，人間関係を撹乱する。治療関係も同様であり，治療者自身が感情の渦に巻き込まれて治療の行方を見失ったり，治療枠を踏み越えた要求や行動化への対処に疲弊したりすることが起きやすい。

一時的に短期間の精神病症状を呈することがあり，こうした症状や不

表 12-2　DSM-5 における境界性パーソナリティ障害の診断基準

対人関係，自己像，情動などの不安定性および著しい衝動性の広範な様式で，成人期早期までに始まり，種々の状況で明らかになる．以下のうち 5 つ（またはそれ以上）によって示される。
(1) 現実に，または想像のなかで，見捨てられることを避けようとするなりふりかまわない努力
(2) 理想化とこき下ろしとの両極端を揺れ動くことによって特徴づけられる，不安定で激しい対人関係の様式
(3) 同一性の混乱：著明で持続的に不安定な自己像または自己意識
(4) 自己を傷つける可能性のある衝動性で，少なくとも 2 つの領域にわたるもの（例：浪費，性行為，物質乱用，無謀な運転，過食）
(5) 自殺の行動，そぶり，脅し，または自傷行為の繰り返し
(6) 顕著な気分反応性による感情の不安定性（例：通常は 2〜3 時間持続し，2〜3 日以上持続することはまれな，エピソード的に起こる強い不快気分，いらだたしさ，または不安）
(7) 慢性的な空虚感
(8) 不適切で激しい怒り，または怒りの制御の困難（例：しばしばかんしゃくを起こす，いつも怒っている，取っ組み合いの喧嘩を繰り返す）
(9) 一過性のストレス関連性の妄想様観念または重篤な解離症状

（日本精神神経学会（日本語版用語監修），髙橋三郎，大野　裕（監訳），染矢俊幸，神庭重信，尾崎紀夫ほか（訳）：DSM-5 精神疾患の診断・統計マニュアル．p654，医学書院，東京，2014 より作成）

安・抑うつに対して薬物が処方されることも多いが，治療薬に対する依存や薬のまとめ飲み（over dose：OD）を起こし，かえって治療が混乱することがしばしばである。

　精神分析理論によれば，「ヒステリー」などの神経症性疾患では抑圧をはじめとする発達した防衛操作が作動するのに対し，より病理の深いBPD では分裂（splitting）と呼ばれる原始的な防衛機制が働くとされる。分裂の機制のもとでは自己および外的対象が「全くの善（all good）」と「全くの悪（all bad）」に分割され，これらが統合されない。患者が示す対人関係の急転は，分裂した対象イメージが交互に現れることで説明されるという。このような BPD の病理は神経症と精神病の境界領域にあたるとされ，境界パーソナリティ構造などと呼ばれた。

　表 12-2[2]に示した通り，DSM は BPD についても症候論に基づいた操作的な診断基準を設けているが，上述のような理論的背景を無視して症状ばかりに注目すると，本質を見誤るという批判もある。不安耐性が低くて治療枠を守れず，問題を起こしがちの患者を安易に「ボーダーライン」と見なすといった過剰診断は，実際に生じていることなので注意が必要である。

　BPD は思春期・青年期の女性に多い。長期予後に関しては確実なデータが得られていない。原因として幼児期の外傷体験を想定する説がある一方，遺伝的素因の関与も検討されている。この障害に見られる衝動性や情緒不安定，見捨てられ不安などは，変転きわまりない現代の日常や，孤独な現代人の心性に適合するとの指摘もある。典型的な BPD は症状が激しく不適応も顕著であるが，その症状や病理の一面を自分自身のなかに見出すことは，思春期・青年期の人々には珍しくないであろう。

表 12-3　DSM-5 におけるパーソナリティ障害の分類

	パーソナリティ障害	主な特徴
A群	猜疑性パーソナリティ障害 （妄想性パーソナリティ障害）	他人への不信と猜疑性
	シゾイドパーソナリティ障害	親密な人間関係に対する欲求の欠如
	統合失調型パーソナリティ障害	奇異な思考や知覚体験
B群	反社会性パーソナリティ障害	良心・共感性の欠如
	境界性パーソナリティ障害	見捨てられ不安が強く情緒不安定
	演技性パーソナリティ障害	他人から注目されることへの強い欲求
	自己愛性パーソナリティ障害	誇大な自己愛
C群	回避性パーソナリティ障害	他人からの批判や拒絶に対する過剰な恐れ
	依存性パーソナリティ障害	過剰な依存性
	強迫性パーソナリティ障害	完全主義と細部へのこだわり

（日本精神神経学会（日本語版用語監修），髙橋三郎，大野　裕（監訳），染矢俊幸，神庭重信，尾崎紀夫ほか（訳）：DSM-5 精神疾患の診断・統計マニュアル．p635，医学書院，東京，2014 より作成）

（3）　パーソナリティ障害の診断と分類〜DSM-5 に沿って

BPD 以外のパーソナリティ障害について，DSM-5 に沿って概略を見ておこう。**表 12-3**[3)]にまとめた通り，10 種類のパーソナリティ障害は大きく A〜C の 3 群に分けられ，各群にそれぞれ 3，4 つのパーソナリティ障害が挙げられている。

a．A群パーソナリティ障害

奇妙で風変わりな印象を与え，統合失調症や妄想性疾患との関連が推測される群である。

猜疑性パーソナリティ障害／妄想性パーソナリティ障害
(paranoid personality disorder)

　持続的な強い猜疑性を特徴とする。人に利用され，だまされるのではないかとの疑いを常にもち，友人や仲間も信頼できない。何げない言葉のなかに誹謗・攻撃・侮辱などを読みとり，怒りをもって執拗に逆襲する。こうした認知について自分の側に原因を認めず，もっぱら他人の責任を問うのも特徴である。訴訟好きや，嫉妬深い配偶者などのなかに見られるという。

シゾイドパーソナリティ障害／スキゾイドパーソナリティ障害
(schizoid personality disorder)

　以前は分裂病質パーソナリティ障害と呼ばれた。社会的ひきこもりと極端な内向性を特徴とする。親密な人間関係に対する欲求を欠き，他人からの賞賛や批判に関心がなく，常に孤立して行動する。感情を現すことは滅多になく，性体験に対する興味が乏しい。冷たくよそよそしい印象を与えるが，加工された攻撃性としての冷たさではなく，そもそも対人関係に喜びを感じないものである。

統合失調型パーソナリティ障害
(schizotypal personality disorder)

　以前は分裂病型パーソナリティ障害と呼ばれた。「魔術的（magical）」と形容される奇異な思考や独特の信念，関係念慮，妄想様観念などのために疎通性が障害され，安定した社会関係や親密な人間関係をもつことが難しい。魔術的思考とは，テレパシーや予知能力を信じるとか，ひどく迷信深いとかいったもので，その人が属する下位文化の範囲を逸脱している。

　シゾイドパーソナリティ障害と統合失調型パーソナリティ障害は，名称が示す通り統合失調症と類似し，前者は同病の陰性症状，後者は陽性

症状をそれぞれ連想させる。実際に統合失調型パーソナリティ障害は統合失調症患者の血縁者で有意に多いとの報告もあり，これらの生物学的な関連が示唆されている。

b．B群パーソナリティ障害

劇的，感情的，移り気などの印象を与える群である。反社会性と自己愛性は男性に，境界性と演技性は女性に多い。

反社会性パーソナリティ障害
（antisocial personality disorder）

他人の権利を平然と無視・侵害する思考・行動様式が特徴で，詐欺・暴行・契約違反などの犯罪や大小さまざまの違法行為を反復しながら，良心の呵責を覚えることがない。衝動的で将来の計画を立てられず，自分や他人の安全を顧みないといった特徴をもつ。犯罪報道の際にしばしば話題となってきた。

境界性パーソナリティ障害
（borderline personality disorder）

前節参照。

演技性パーソナリティ障害
（histrionic personality disorder）

もっぱら人の注目を引くことに関心をもち，そうでないと楽しむことができない。注目を引くために，大げさで芝居がかった感情表現や身体的演出，ことに性的な魅力を多用する。被暗示性が強く，感情の影響によって記憶が左右されやすいとの指摘がある。以前は「ヒステリー性格」と呼ばれたものにあたる。

自己愛性パーソナリティ障害
(narcissistic personality disorder)

　自分は重要人物であるという誇大な感覚と，これに基づく利己的な行動が特徴である。特別な存在として厚遇されるべきだと確信し，過剰な賞賛を求め，尊大で傲慢な態度をとる。特権意識をもち，他人を自分のために当然のごとく利用する。他人の気持ちに対する共感を欠く一方，嫉妬したり，他人が自分に嫉妬していると思い込んだりする傾向が強い。

　1990 年代以降，「自己愛」は社会現象との関連で注目度が増した。核家族・少子化，インターネット・携帯電話・ゲームなどの普及，経済の長期停滞といった背景のもと，現代人は抽象的な人間関係と仮想の現実のなかに引きこもって，自己愛的な傾向を膨らませやすいとの指摘がある。いわゆる「現代型うつ病」との関連を指摘する説もある（第 6 章参照）。

ｃ．Ｃ群パーソナリティ障害

　不安や恐怖が強く，周囲にもそうした印象を与える群である。

回避性パーソナリティ障害
(avoidant personality disorder)

　人から拒絶されることを極端に恐れて社会的に引きこもる。シゾイドのように社交への欲求がないのではなく，交流を望んでいながら否定的評価への恐れが強いため，無批判に受容される確証がないと踏み出せないものである。自己評価が低く，臆病・恥ずかしがり屋といった印象を与え，信頼できる友人をもたない場合が多い。社交不安障害との鑑別がしばしば問題になる。

依存性パーソナリティ障害
（dependent personality disorder）

名称の通り極端な依存性を特徴とする。他人に世話をしてもらい，代わりに責任を負ってもらいたいという強い欲求がある。このため従属的でしがみつくような人間関係や，分離・孤独に対する強い不安を示す。

強迫性パーソナリティ障害
（obsessive-compulsive personality disorder）

習慣・規則などの生活秩序やものごとの細部の正確さにとらわれ，完璧を追求する結果，柔軟性・開放性・効率性などが損なわれ，窮屈で堅苦しく萎縮した印象を与える。周囲の状況や対人関係を自分のコントロール下に置くことへのこだわりとも解釈できる。仕事などを人にまかせられない，無価値なものでも捨てられない，金銭的に吝嗇といった特徴をあわせもつ。

d．その他のパーソナリティ障害

他の医学的疾患によるパーソナリティ変化

第9章で学んだように，慢性的な脳の障害などに伴ってパーソナリティ変化が起きることがある。そうした場合に用いられる診断名である。

特定不能のパーソナリティ障害

パーソナリティのあり方は多種多様であり，パーソナリティ障害も以上に挙げた類型に限られるものではない。DSM-5 はそのような場合に備え，特定不能のパーソナリティ障害という診断がつけられるように配慮している。

（4）　パーソナリティに注目する意義と注意すべき点

　精神医学において診断が重要であるのは，患者が抱える問題を適切に理解して効果的な治療・援助を行うためであることを，第2章で学んだ。このことはパーソナリティ障害に関しても例外ではない。

　パーソナリティの理解が深まれば葛藤や問題行動が予測しやすくなり，患者と共に対策を考えることもできる。そのような意味で，ある程度のパーソナリティ評価は診断面接のなかですべての患者について行っておくことが望ましい。適応障害やストレス障害，心身症などのストレス関連現象の治療においては，患者のパーソナリティ評価はとりわけ重要な意味をもつだろう。

　パーソナリティ障害の診断は，こうした日常作業の延長上になされるべきものである。治療の効果が上がらなかったり，患者の問題行動に悩まされたりした際に，安直な説明をパーソナリティ障害に求めて適当なレッテルを貼るというのでは，発想が逆転している。パーソナリティ障害の診断は，他の疾患以上に「レッテル」が侵襲的な意味をもち，スティグマを生むものとなりかねないので，診断する側は十分に慎重でなければならない（第15章参照）。

　DSM-5のパーソナリティ障害の分類は，これをそのまま診断に用いるよりも，パーソナリティをみたてる際の参考リストとして活用するのが有益であろう。

　たとえば，極端に非社交的な人がいた場合，そもそも人と交わる欲求がないのか（シゾイド的か），交わりたいと願っていながら恐れや不安のためにそうできないのか（回避的か），この点を区別することは，その人を理解し援助するうえできわめて重要である。ある人が目立ちたがるのは，誇大な自己感覚ゆえか（自己愛的か），注目を浴びていないと不安で自分が保てないのか（演技的か），また執拗に繰り返される確認

が，依存性によるのか，強迫性によるのかなど，さまざまな例が考えられる。

　このように，パーソナリティに関するみたてを行いつつ面接を進めることによって，日々の診療をより豊かにしていくことができる。

　パーソナリティ障害はさまざまな要因が複雑に関連して生じるものと考えられるが，ここでも先天的・体質的要因と後天的・環境的要因に分けて考えることが有用である。前者に関連して，最近では発達障害との関連を指摘する説がある。発達障害の存在に気づかずに不適応行動を繰り返すことが，パーソナリティ形成に支障をもたらすとする考え方であり，これによってパーソナリティ障害の大半は説明できると主張するものもある。一方，パーソナリティの形成にあたって，家庭をはじめとする基本的な人間関係の影響が大であることも疑いない。

　こうした論点を含め，パーソナリティをめぐる問題の統合的な理解は将来の課題として残されている。

引用文献

1）日本精神神経学会（日本語版用語監修），高橋三郎，大野　裕（監訳），染矢俊幸，神庭重信，尾崎紀夫ほか（訳）：DSM-5 精神疾患の診断・統計マニュアル．p332，338-339，343，医学書院，東京，2014
2）日本精神神経学会（日本語版用語監修），高橋三郎，大野　裕（監訳），染矢俊幸，神庭重信，尾崎紀夫ほか（訳）：DSM-5 精神疾患の診断・統計マニュアル．p654，医学書院，東京，2014
3）日本精神神経学会（日本語版用語監修），高橋三郎，大野　裕（監訳），染矢俊幸，神庭重信，尾崎紀夫ほか（訳）：DSM-5 精神疾患の診断・統計マニュアル．p635，医学書院，東京，2014

参考文献

ⅰ）上島国利（監修），市橋秀夫（編集）：パーソナリティ障害・摂食障害（精神科臨床ニューアプローチ 5）．メジカルビュー社，東京，2006

ⅱ）生野照子，切池信夫（編集）：こころのりんしょう à・la・carte 29 巻 3 号 特集「摂食障害」．星和書店，東京，2010

ⅲ）鈴木高男：家族ができる摂食障害の回復支援：星和書店，東京，2018

ⅳ）林　直樹（編）：こころの科学 185 号［特別企画］パーソナリティ障害の現実．日本評論社，東京，2015

ⅴ）成田善弘（編）：境界性パーソナリティ障害の精神療法—日本版治療ガイドラインを目指して．金剛出版，東京，2006

🔋 学習課題

● 摂食障害の増加に対する社会的事件やマスメディアの影響を重視する考え方がある。たとえばカレン・カーペンター（1950〜1983）について調べ，こうした考え方を検証してみよう。

● 境界性パーソナリティ障害の治療にあたる場合，自分自身が感情の渦に巻き込まれないためにどのような工夫ができるか考えてみよう。

● 関心をもったパーソナリティの型について詳しく調べてみよう。

13 | 老年期と精神疾患

白石弘巳

《**目標＆ポイント**》 老年期の精神疾患について認知症を中心に学ぶ。アルツハイマー型，前頭側頭型，レビー小体型など各種認知症の特徴を知るとともに，随伴症状とその対応原則を理解する。
《**キーワード**》 認知症，アルツハイマー型認知症，レビー小体型認知症，血管性認知症，前頭側頭型認知症，せん妄，うつ病

1. 老年期と心の健康

（1） 老年期とは

わが国では 65 歳以上が高齢者とされている。しかし，「高齢」の定義は時代や国により異なる。日本で 1941（昭和 16）年に作曲された「船頭さん」という童謡には「村の渡しの　船頭さんは　今年六十の　おじいさん」という歌詞がある。わが国の平均寿命は，戦後徐々に長くなり，厚生労働省によると 2017（平成 29）年には男性 81.09 年，女性 87.26 年となった。こうしたなか，2017（平成 29）年に日本老年学会は高齢者の定義を 75 歳以上に引き上げるよう提言している。また，平均寿命から衰弱・病気などによる介護期間を差し引いた期間を健康寿命と呼び，2017 年は男性 72.1 歳，女性 74.8 歳であった。一般にヒトの健康度は加齢に伴い低下し，老年期の後半には自立生活が困難になっていく。

（2） 老年期の心理発達課題

老年期を迎えると，定年退職や子の巣立ちなどに伴い，壮年期までに

担ってきた役割が劇的に変化する。その後，高齢となるにつれ，身体の衰えを強く実感するようになり，近親者などの死別を経験するなかで孤独感や自身の死への不安も高まっていく。エリク・エリクソン（Erikson, E. H）は，この時期の心理発達課題およびそれが達成できない場合の危険として自我の統合を挙げ，「自分をあるがままに受け入れ，老年期というライフサイクルを（中略）ありのままに受け入れること」を到達目標とした。この課題に直面し，成熟ないし円熟した人格を完成させる人もいるが，逆に心身の状態が不安定となる人も出てくる。

（3）　老年期に見られる精神疾患

　他の時期と同様，老年期にも成因を異にするさまざまな精神疾患が発症する。そのなかでも数が多いのが，従来，外因性精神障害に分類されてきた，脳に器質的な病変が存在するか，脳以外の部位に生じた身体疾患に伴って精神症状が起こる場合である。脳の器質的な病変で生じる疾患の代表的なものは認知症であり，脳以外の身体疾患に伴ってしばしば生じるのが意識障害（せん妄）である（第9章参照）。その他老年期には気分障害（うつ病）や神経症圏の疾患も発症する。老年期のうつ病や神経症には他の年齢とは異なる特徴が見られることがある。

2．老年期に見られる主な精神疾患

　老年期に見られる主な精神疾患として，認知症とその他の疾患に分けて，それらの特徴を述べる。

（1）　認知症
ａ．認知症とは
認知症とは，一度正常に発達した知的機能が持続性に低下し，複数の

認知障害があるために社会生活に支障をきたすようになった状態をいう。英語では dementia と表記されてきたが，dementia という用語は差別的な印象を与えるとして，DSM-5 では NSD（neurocognitive disorder：神経認知障害）という呼称に変更されている。WHO（World Health Organization：世界保健機関）による国際疾病分類第 10 版（ICD-10）では，認知症を「通常，慢性あるいは進行性の脳疾患によって生じ，記憶，思考，見当識，理解，計算，学習，言語，判断等多数の高次脳機能の障害からなる症候群」と定義づけている。

　なお，認知症では，診断の際に注目される記憶障害や思考障害などの中核症状と言われる症状の他，不十分なケアなどをきっかけとして，不安・情動不安定，抑うつ，幻覚，妄想，不穏・興奮，睡眠障害，異食，徘徊，弄便などしばしば対処が困難で，介護の負担感を増加させる周辺症状ないし BPSD（behavioral and psychological symptoms of dementia：認知症の行動・心理症状）と呼ばれる症状が出現する。

　わが国では 2012（平成 24）年に認知症高齢者数が約 462 万人と推定された。認知症の有病率は 65 歳から 5 年ごとに倍増し，2025 年には 65 歳以上の約 5 人に 1 人が認知症になるとの推計も出されている。認知症患者の 8 割が 80 歳以上で，80 歳以上の患者の 8 割が女性とされる。認知症は 65 歳以前に発症することがあるが，疫学調査上，18～64 歳までの間に発症し，調査時点で 64 歳以下の場合を若年性認知症と呼んでいる。2006～2008 年にかけて行われた調査で，若年性認知症に罹患している人は約 3.78 万人と推定された。若年性認知症の患者に対しては，現役世代ということもあり，特別な支援が必要と考えられている。

　なお，近い将来認知症に移行する可能性が高い状態として，MCI（mild cognitive impairment：軽度認知障害）が注目されている。MCI は，①自覚的な記憶障害の訴えがあり，②明らかな記憶障害が存在する

にもかかわらず，認知症の診断基準を満たさない状態（記憶以外の認知機能は正常で日常生活の能力もある状態）を指す。MCI と診断される患者数は 2012 年の時点で約 400 万人と推定された。

認知症は，単一の疾患ではなく，さまざまな疾患が呈する症状群である。そのなかでも，わが国では，アルツハイマー型認知症，血管性認知症，レビー小体型認知症の 3 つの疾患で全体の約 8 割を占めている。認知症の多くは 3～15 年で末期に至る進行性の経過をとるが，正常圧水頭症や慢性硬膜下血腫などによって生じた認知症状態は手術により回復する場合がある。その他，認知症の病因として外傷性脳損傷，アルコール依存症，HIV 感染，プリオン病，ハンチントン病などが知られている。

b．認知症の診断

認知症を診断するには，問診，身体的診察，神経学的診察を行い，必要に応じて，認知機能検査，脳画像診断，血液検査などを行う。

精神科領域の他の疾患と同様，認知症の診断においても問診は非常に重要である。認知症の中核症状の有無やその出現の経過等について本人のみならず，家族などからも注意深く聞き取るようにする。本人に質問する際は，病気の自覚がない人も少なくないため，不安を高めることがないよう，和やかな雰囲気を保つことを心がける。

なお，認知症状の存在の有無をチェックするスクリーニング検査として MMSE（Mini-Mental State Examination）や HDS-R（Hasegawa Dementia Rating Scale-Revised：改訂長谷川式簡易知能評価スケール）（**表 13-1**）[1] などがある。HDS-R は，わが国で開発され，しばしば用いられている検査法である。30 点満点中 20 点以下の場合，認知症の可能性が高くなることが知られている。

MMSE や HDS-R には簡易に実施できる利点があるが，実際には認知症であるのに基準点より高い得点を示す場合がある（偽陰性）ため，

表 13-1 改訂長谷川式簡易知能評価スケール（HDS-R）

1	お歳はおいくつですか？（2年までの誤差は正解）			0	1
2	今日は何年の何月何日ですか？ 何曜日ですか？ （年月日，曜日が正解でそれぞれ1点ずつ）	年		0	1
		月		0	1
		日		0	1
		曜日		0	1
3	私たちが今いるところはどこですか？ （自発的にでれば2点，5秒おいて家ですか？ 病院ですか？ 施設で すか？ の中から正しい選択をすれば1点）		0	1	2
4	これから言う3つの言葉を言ってみてください。あとでまた聞きま すのでよく覚えておいてください。 （以下の系列のいずれか1つで，採用した系列に○印をつけておく） 1：a）桜　b）猫　c）電車 2：a）梅　b）犬　c）自動車			0	1
				0	1
				0	1
5	100から7を順番に引いてください。 （100-7は？ それからまた7を引くと？ と質問する。最初の答え が不正解の場合，打ち切る）	(93)		0	1
		(86)		0	1
6	私がこれから言う数字を逆から言ってください。 （6-8-2，3-5-2-9を逆に言ってもらう，3桁逆唱に失敗したら，打 ち切る）	2-8-6		0	1
		9-2-5-3		0	1
7	先ほど覚えてもらった言葉をもう1度言ってみてください。 （自発的に回答があれば各2点，もし回答がない場合以下のヒント を与え正解であれば1点） a）植物　b）動物　c）乗り物	a：0	1	2
		b：0	1	2
		c：0	1	2
8	これから5つの品物を見せます。それを隠しますのでなにがあった か言ってください。 （時計，鍵，タバコ，ペン，硬貨など必ず相互に無関係なもの）	0	1	2
		3	4	5
9	知っている野菜の名前をできるだけ多く言ってください。 （答えた野菜の名前を右欄に記入する。途中で詰まり，約10秒間 待っても答えない場合にはそこで打ち切る） 0〜5＝0点，6＝1点，7＝2点，8＝3点，9＝4点，10＝5点	0	1	2
		3	4	5
	合計得点				

（文献1より改変）

スクリーニングテストの結果だけで診断を下してはならない。

　その他，認知症の有無を比較的簡便に判別する方法として，かかりつ
け医向けに作成された OLD（Observation List for Early Signs of
Dementia：観察式認知症検査）や CDT（Clock Drawing Test：時計描
画検査），視空間認知機能検査（YFPIF），COGNISTAT などが開発さ

表 13-2　認知症の診断基準（DSM-5）

A. 1つ以上の認知領域（複雑性注意，実行機能，学習および記憶，言語，知覚-運動，社会的認知）において，以前の行為水準から有意な認知の低下があるという証拠が以下に基づいている：
  (1) 本人，本人をよく知る情報提供者，または臨床家による，有意な認知機能の低下があったという懸念，および
  (2) 標準化された神経心理学的検査によって，それがなければ他の定量化された臨床的評価によって記録された，実質的な認知行為の障害
B. 毎日の活動において，認知欠損が自立を阻害する（すなわち，最低限，請求書を支払う，内服薬を管理するなどの，複雑な手段的日常生活動作に援助を必要とする）。
C. その認知欠損は，せん妄の状況でのみ起こるものではない。
D. その認知欠損は，他の精神疾患によってうまく説明されない（例：うつ病，統合失調症）。

（日本精神神経学会（日本語版監修），髙橋三郎，大野　裕（監訳），染矢俊幸，神庭重信，尾崎紀夫ほか（訳）：DSM-5 精神疾患の分類と診断の手引き．p594, 医学書院，東京，2014 より引用）

れている。

　また，ADL（activity of daily living：日常生活動作）が自立しているか否かは，MCI と認知症を鑑別するうえで，大切なポイントとなる。ADL には，食事，整容，更衣，入浴，排泄などの BADL（basic activity of daily living：基本的日常生活動作）と，家事，買い物，服薬管理など社会生活に必要となる IADL（instrumental activity of daily living：手段的日常生活動作）がある。前者の評価には Barthel Index や FIM（Functional Independence Measure：機能的自立度評価表）があり，後者の評価には老研式活動能力指標などがある。ADL 評価は，必要に応じてこれらの評価法を用いて行う。なお，診断に用いられた尺度の多くは，認知症の経過を評価するためにも使われる。この他，介護者情報を基に生活機能全般を評価する CDR（Clinical Dementia Rating）や認知機能障害や生活障害を総合的に評価し，必要なサービスを明らかにすることを目的として開発された DASC-21 などの評価尺度もあり，

目的に応じて適切に使い分けていくことが望まれる。

表 13-2[2) に DSM-5 の認知症の診断基準を示した。DSM-5 では，より幅広く認知症を診断できるようにするため記憶障害が必須項目から除かれた。

さらに，認知症状をもたらしている背景疾患を特定するためには，神経学的検査とともに，脳画像診断や血液検査などを行う。特に，正常圧水頭症や慢性硬膜下血腫の場合は，脳画像診断が決め手となるので，認知症を疑う場合，頭部 CT や MRI 検査を実施することが必要である。認知症の鑑別診断のフローチャートを**図 13-1**[3) に示した。

c．認知症を呈する主な疾患

アルツハイマー型認知症

今日，アルツハイマーの名を冠する AD（Alzheimer's disease：認知症）は，アロイス・アルツハイマー（Alzheimer, A）が 1906（明治 39）年に報告した 50 歳台の認知症患者の剖検例に対し，エミール・クレペリン（Kraepelin, E）が命名したものである。その後，老年期に発症する認知症で病態が共通のものは，SDAT（senile dementia of Alzheimer type：アルツハイマー型老年期認知症）または DAT（dementia of the Alzheimer type：アルツハイマー型認知症）などと呼ばれてきた。わが国では，アルツハイマー病による認知症状態をアルツハイマー型認知症と称することが多い。以下本項では，これらの呼称をほぼ同義ととらえて AD と略記する。

AD に罹患すると，脳細胞が変性脱落し，その結果，脳は進行性に萎縮する。脳細胞内には，老人斑や神経原線維変化などの病的変化が見出され，それらがアミロイド β という物質やタウタンパクと呼ばれる物質の蓄積と関係していることが明らかにされている。脳内のアミロイドの蓄積状況を調べるアミロイドポジトロン断層撮影法（アミロイド PET）

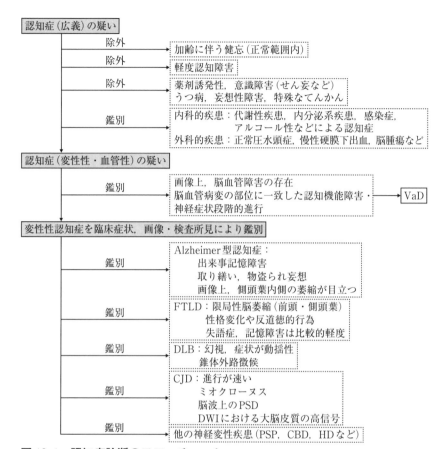

図 13-1　認知症診断のフローチャート

VaD：vascular dementia，FTLD：frontotemporal lobar degeneration，DLB：dementia with Lewy bodies，CJD：Creutzfeldt-Jakob disease，PSD：periodic synchronous discharge，DWI：diffusion weighted image，PSP：progressive supranuclear palsy，CBD：corticobasal degeneration，HD：Huntington's disease（日本神経学会（監修），「認知症疾患診療ガイドライン」作成委員会（編）：認知症疾患診療ガイドライン 2017．p37，医学書院，東京，2017 より転載）

などの検査法により，ADの病的変化がすでに40歳台から徐々に進行することが少なくないことが示されている。ADのうち遺伝の関与が濃厚とされるのは10%未満である。発症リスクを高めるものとして，高齢，女性，認知症の家族歴，頭部外傷の既往，糖尿病などの生活習慣病などが挙げられている。

ADは，一般に緩徐に進行する経過をとる。まず，記憶障害が前景に立つことが多く，短期記憶の障害に始まり，徐々に長期記憶が近時のものから損なわれていく。記憶障害のみの場合，通常，日常生活は自立している（MCIの段階）が，見当識障害や種々の高次脳機能の障害があらわになるにつれ，さまざまな支援が必要となっていく。高度の認知症では自身の名前や顔を認知できなくなり，5〜10年の経過を経て合併症で死に至ることが多い。

認知症の鑑別上，ADでは，しばしば，MRI検査で海馬領域の萎縮が認められるが，必ずしも特異的な所見とは言えない。アミロイドPETや髄液その他による診断の開発普及が待たれる。

目下のところ，ADを根治させる治療法はない。ADの記憶障害の進行を抑制させる薬物として，コリンエステラーゼ阻害薬（ドネペジル，ガランタミン，リバスチグミン）やNMDA受容体拮抗薬（メマンチン）が保険適用となっている。

レビー小体型認知症（DLB）

認知症とパーキンソン病が合併する場合が少なくないことは以前から知られていた。現在，パーキンソン症状が先に発症した場合，認知症を伴うパーキンソン病，認知症の発症が先行した場合，レビー小体型認知症（dementia with Lewy bodies：DLB）と命名する。しかし，両者はともにα-シヌクレインというタンパク質が脳内に蓄積した結果生じる，

病理学的には同一の疾患であることが明らかとなっている。DLB は，小坂らによるレビー小体病（1980（昭和 55）年）の提唱から発展して，1996（平成 8）年，臨床病理診断基準が学術雑誌に掲載されて広く認知されるようになった[4]。

　DLB では，認知症の諸症状の他，①注意や覚醒レベルの変動を伴う認知機能の動揺，②繰り返し出現する具体的内容の幻視，③夢の内容に基づきベッドから飛び出すなどの行動を呈するレム睡眠時行動障害，などの特徴的な症状が出現する。その他，抗精神病薬に対する過敏性なども認められる。これらの症状は発症時にすべて認められるとは限らない。記憶障害は初期には目立たない場合があり，MMSE や HDS-R では偽陰性となることも少なくない。

　レビー小体は，中枢神経系のみならず，心臓や消化管などの末梢神経系にも認められることから，診断には MIBG 心筋シンチグラフィなどが用いられる。

　目下のところ，根治させる治療法はないが，パーキンソン症状に対して L-dopa，レム睡眠行動障害に対してクロナゼパムを処方するなど，症状に応じて薬物療法が行われる。

血管性認知症（VaD）

　血管性認知症（vascular dementia：VaD）は脳血管障害に起因する認知症の総称である。VaD の原因として，①脳内出血，②多発脳梗塞，③心停止などを伴う全身性の循環不全，④動脈硬化による小血管病変によるもの，などが挙げられる。このうち，④では脳の皮質下（白質と呼ばれる部分）に病変が生じるビンスワンガー病が多い。高齢者の脳には，AD の病理所見と血管性障害が同時に認められることが多く，脳の小血管にアミロイド β が沈着する脳アミロイド血管症では，AD との関

連が深いと考えられている。

　VaD では，その血管が栄養している脳部位の機能が障害される。このため当初から片麻痺や，失語をはじめとする高次脳機能障害の症状を伴うことがある他，血管病変によって障害される部分が事例ごとに異なり，非侵襲部分の機能は保たれることから「まだら認知症」と呼ばれる状態を呈することが少なくない。また，AD の患者と比べて，病気のつらさや不安・抑うつの訴えが強い傾向があるとされる。

　脳血管障害があり，認知症発症との時間的関連があれば診断は比較的容易である。時間的関連が明らかでなくとも，MRI や CT などの画像病変の特徴と症状を対比して診断がつくことが多い。

　治療は，危険因子である糖尿病や高血圧などの治療を行う。ただし，過度の降圧は白質病変を悪化させる恐れがあるといわれている。また，新たな血栓を予防するために血小板凝集能を抑制するアスピリンなどを投与することがある。

前頭側頭型認知症（FTD）

　前頭側頭型認知症（frontotemporal dementia：FTD）は，主に行動が障害される「行動異常型」，言語と行動の両方の障害が認められる「意味性認知症」，言語の障害が中心の「進行性非流暢性失語」の 3 つのタイプからなる。この疾患概念は比較的新しいが，その中核はこれまでピック病と言われてきた病態である。FTD では，脳の前頭側頭部の機能が低下することから，他の認知症性疾患とは異なる症状を呈する。例えば，特に病識の欠如が著しい，初期から無関心・自発性の低下が認められる，他者との共感性の欠如，脱抑制的な行動や反社会的な行動，常同行動や毎日同じものを食べるなどの食行動に関するこだわり，物の名前と実物の関連を失う（失語）などの特徴的な症状が認められる。ま

た，若年性認知症に分類される割合が高い点も他の認知症と異なる。

　脳画像診断では，前頭葉と側頭葉に限局性の強い萎縮を認める。治療薬として SSRI（selective serotonin reuptake inhibitor：選択的セロトニン再取り込み阻害薬）が勧められているが，効果は限局的である[5]。「行動異常型」と「意味性認知症」は 2015（平成 27）年から指定難病に認定されている。

d．認知症の治療とケア

　現時点で，AD をはじめとする認知症に根本的治療法はないため，本人の残存する能力を活用し，少しでも長くその人らしく生活を送る援助をすることが目指される。本人が可能なことには自己決定を促し，能力を超えることに対しては本人のことをよく知る者が本人の意思を反映した選択を行うことが理想となる。

　認知症患者の QOL（quality of life：生活の質）改善を目的とする非薬物療法としては，記憶や見当識の訓練療法，回想法，動物介在療法，音楽療法などの芸術療法や作業療法がある。このうち，回想法は，以前の写真や過去に使用された日用品などを見ながら過去の記憶を整理し，今生きていることを実感することを狙って行われるもので，しばしばグループで行われる。

　BPSD に対しては，まず環境の調整や非薬物療法による改善を模索することが望ましい。夜間不穏や介護拒否・介護者への暴力などが生じる場合には，一時的に漢方薬などを含む薬物が処方されることがある。

　何よりも大切なことは，ケアする人とされる人が良好な関係を保つことである。しかし現実には，関係が悪化し，疲弊から心ならずも虐待行為を行い自責感から心中を考えるに至る家族介護者がいることが報告されている。こうした家族に対しては，100 点満点の介護はできないと言って介護者のつらさをねぎらいつつ，重度の認知症患者でも快不快の

感情が残っていること，本人の望みを汲む努力を続ければ BPSD が改善する場合があることなどを伝えていく必要がある。また，1 人で頑張らずに，地域の支援者などに相談していくように繰り返し伝えていくことが必要である。近年，介護の現場では，パーソンセンタード・ケアやユマニチュードなどの考え方が普及しつつある。こうした支援の考え方や技術を家族などにも普及させていくことが喫緊の課題である。

（2） その他の老年期に見られる精神疾患

身体疾患に伴う精神障害

　老年期には，肝臓や腎臓などの機能が不全となり，特にその末期にはせん妄などの意識障害を呈する場合が少なくない。肝硬変の末期に生じる意識障害では羽ばたき振戦と呼ばれる独特の不随意運動が見られる。また，認知症患者も特に夜間などにせん妄を合併することがある。その他，薬物の影響や集中治療室などの環境によって惹起される場合もある。せん妄では精神運動性興奮を伴う幻覚や妄想などが出現するとは限らず，逆にあまり症状が目立たない場合もある。このような場合，開瞼していても，記憶や計算力は低下し，後で記憶の欠損が生じている。高齢者がせん妄を呈した場合，認知症やその悪化と見誤らないよう注意が必要となる。

気分障害

　老年期のうつ病の発症には生活習慣病，運動機能低下，脳卒中，認知症，薬の副作用などの身体的要因や，配偶者の死亡，社会的役割の喪失，将来への不安（身体的，経済的，人間関係），孤立無援状況などの心理・社会的要因が複数関与していることが多い。うつ病の発症によって，さらなる身体機能の低下や社会機能の低下をきたし，寝たきりにな

ることもある。老年期のうつ病では執拗に身体症状が訴えられることが多く，他の身体疾患，薬の副作用などとの鑑別が困難なことがある。また，何を聞いても「わからない」と回答することがあり，認知症との区別が困難な場合もある（仮性認知症）。治療にあたっては，薬物療法とともに，身体面，心理面，生活面への細やかな配慮が大切であり，常に自殺の危険があることを忘れないようにする。

神経症性障害や妄想性障害

　高齢者のなかには，心気的となり，些細な体の不調を延々と訴える人がいる。そうした背景には，次第に衰える身体に対する不安や，身近な人が少なくなり，孤独感を募らせている場合がある。入院中，何度も同じことを言うことから認知症が疑われたが，実際は心気症と診断された老婦人の事例があったり，執拗に大腸がんで死ぬと訴え，心気症と思われていた老婦人の訴えが実はうつ病の心気妄想であった事例もある。高齢者の訴えに対し，丁寧に訴えに耳を傾けることの重要性を強調しておきたい。

　なお，老年期には，対人接触欠乏性妄想症や皮膚寄生虫妄想などの妄想性障害も認められる。前者は，社会的に孤立している女性に多く「周囲から攻撃される」などと訴える。後者は，皮膚感覚の違和感を「皮膚の下を寄生虫が這っている」「筋肉が下に向かって落ちていく」などの独特の表現で訴えるものである。

（3）　老年期に見られる精神疾患に対する治療とケア

　うつ病などの精神疾患に対する薬物療法は，基本的には成人期と同様であるが，高齢者は薬物代謝機能が低下する傾向があることに加え，複数の慢性疾患を有し，多剤治療を受けていることが少なくないため，副

作用が出やすいことに十分に注意を要する。薬剤によっては，高齢者への処方量を成人期より減量するよう指示されているものもある。特にベンゾジアゼピン系薬剤の慢性投与は転倒・骨折のリスクを高めるため，避けなければならない。

　高齢者に対する精神療法は，心身の衰えや孤独感，経済的な不安などを十分傾聴し，本人のストレングスを強調する支持的精神療法が向いている。不安の背景に現実の生活課題がある場合には，必要に応じて，その解決を支援するようにする。認知症ではなくても，高齢者の精神疾患患者のケアで困憊している家族もいることから，デイサービスなどの福祉サービスの利用を勧めるなどして，家族の介護者の燃え尽きを防ぐことも重要になる。

引用文献

1) 加藤伸司，下垣　光，小野寺敦志ほか：改訂長谷川式簡易知能評価スケール（HDS-R）の作成．老年精医誌 2（11）：1339-1347, 1991

2) 日本精神神経学会（日本語版用語監修），髙橋三郎，大野　裕（監訳），染矢俊幸，神庭重信，尾崎紀夫ほか（訳）：DSM-5 精神疾患の分類と診断の手引．p594，医学書院，東京，2014

3) 日本神経学会（監修），「認知症疾患診療ガイドライン」作成委員会（編）：認知症疾患診療ガイドライン 2017．p37，医学書院，東京，2017

4) 服部　誠，勝野雅央：レビー小体型認知症．日本医師会（編），粟田主一，北川泰久，鳥羽研二ほか（監修・編集）：認知症トータルケア．p97-101，メジカルビュー社，東京，2018

5) 日本神経学会（監修），「認知症疾患診療ガイドライン」作成委員会（編）：認知症疾患診療ガイドライン 2017．p274-275，医学書院，東京，2017

参考文献

ⅰ）American Psychiatric Association（編），高橋三郎，大野 裕 監訳），染矢俊幸，神庭重信，尾崎紀夫ほか（訳）：DSM-5 精神疾患の分類と診断の手引．医学書院，東京，2014

ⅱ）山内俊雄，小島卓也，倉知正佳ほか（編）：専門医をめざす人の精神医学．第3版，医学書院，東京，2011

ⅲ）上島国利，渡辺雅幸，榊 惠子（編著）：ナースの精神医学．改訂第5版，中外医学社，東京，2019

ⅳ）小澤 勲：痴呆を生きるということ．岩波新書，東京，2003

🔘 学習課題

● 認知症を呈する代表的な疾患の特徴を改めて整理してみよう。

● あなた自身が認知症になったと仮定し，認知症の人が感じる困難や気持ちを想像してみよう。

14 | 精神疾患をとりまく法と制度

白石弘巳

《**目標＆ポイント**》 精神疾患をとりまく法制度や社会資源について学ぶ。精神保健福祉法の沿革と内容，非自発的入院を含む入院手続き，障害者総合支援法，医療観察法，成年後見制度などについて学び，歴史的経緯と将来に向けての課題を検討する。

《**キーワード**》 精神保健福祉法，非自発的入院，障害者総合支援法，医療観察法，成年後見制度

1. 精神医療と法

（1） 精神障害者の治療のための特別法の必要性

　精神病状態となり，幻覚や妄想の直接的影響下で触法行為を起こす人が少数ながら存在する。この際，その人が，理非善悪の判断，すなわち，してよいことと悪いことの判断ができない状態であるとき，責任能力が欠如している（心神喪失）とされ，このような状態の人は刑事罰を免除される一方，精神疾患に対する治療や閉鎖施設へ収容などの処分が求められる。また，触法行為の有無とは別に，精神疾患が重症であるにもかかわらず，自ら治療を受けることを拒む人に対して非自発的な治療を行うためには，法的な規定が必要となる。このような目的で制定される法律は，一般に精神保健法（Mental Health Act）などと呼ばれ，非自発的治療が容認される条件を規定する一方で，精神障害を有する人の人権を擁護するという側面も有している。欧米諸国では，すでに第二次世界大戦前から，精神障害を有する人の治療のための特別な法律が制定

されてきた。第二次世界大戦後，世界人権宣言（1948（昭和 23）年）
等の影響を受け，非自発的な治療を実施する要件を単に精神疾患がある
というだけでなく，より厳格に，より限定的に定めることが求められる
ようになった。この流れのなかで，1991（平成 3）年に国連総会で「精
神疾患を有する者の保護及びメンタルヘルスの改善のための原則」（以
下，国連原則）が採択され，初めて世界基準の考え方が示された。国連
原則は，「基本的自由と権利」にはじまり，「治療への同意」（原則 11），
「権利の告知」（原則 12），「精神保健施設における権利と条件」（原則
13），「非自発的入院」（原則 16），「審査機関」（原則 17）など 25 の原則
から構成されている。

（2）　国連原則採択後の精神保健法制度

　国連原則の採択後，世界保健機関（World Health Organization：
WHO）はこの原則を踏まえ，1996（平成 8）年に普遍性のある精神保
健分野の法原則を「基本 10 原則」として公表した（**表 14-1**）[1]。

　さらに 2005（平成 17）年には，より詳細な「精神保健，人権と法制
度に関する資料」（WHO Resource book on mental health human rights
and legislation）（「リソースブック」）がまとめられた。世界各国の精神
保健医療資源の現状は WHO のホームページにある「精神保健アトラ
ス」（Mental Health Atlas）[2]で見ることができる。この「精神保健アト
ラス」（2011（平成 23）年）によると，世界の 78％の国において，精神
保健に関する法制度が設けられており，その施行年は，国連原則が採択
された 1991（平成 3）年以降が全体の 52.9％に上っているという。国
連原則は，世界の国々に対し，精神保健に関する法制度の創設や改正を
促す契機となり，各国では原則として国連原則に背馳しない内容で立法
化が行われていると考えられる。しかし，国連原則採択以降も，少なか

222

表 14-1 「基本 10 原則」の主旨

1. 精神保健の推進と精神障害の予防
   すべての人は，自らの精神的健康を増進し，精神障害を予防するため，可能な限り最良の手段を利用し，利益を得られるべきである。
2. 基本的精神保健ケアへのアクセス
   すべての人は，必要なときに，基本的な精神保健ケアを受けることができる。
3. 国際的に承認された原則に則った精神保健診断
   精神保健診断は国際的に承認された医学的原則に則って行われなければならない。
4. 精神保健ケアにおける最小規制の原則
   精神障害者への精神保健ケアは，行動制限などの規制を最小限にして行われなければならない。
5. 自己決定
   いかなる形態の介入であれ，事前に本人の同意を求めることが要請される。
6. 自己決定の過程を援助される権利
   患者が，自己決定するという事態を受け入れることに困難を覚えているのみで，できないわけではない場合，その人にとって知識のある第三者機関の援助は有効である。
7. 審査手続きの利用
   判事や後見人や代理人，保健従事者による決定に対しては，必ず審査手続きがなくてはならない。
8. 定期的審査のメカニズム
   患者本来の状態に影響を及ぼす治療や自由を束縛する入院が長期にわたる場合，求めがなくても定期的に審査する機構がなければならない。
9. 有資格の決定者
   公権による決定者（判事など）や代諾権者（親族，友人，後見人など）は，法に則って資格を与えられ，決定を行う。
10. 法の遵守
    決定は，他の基準や自由裁量によらず，現行法に則って行われなければならない。

（文献 1 より一部引用）

　らぬ国において精神科病院における入院処遇がしばしば非常に劣悪であることが指摘されている。たとえば，フランスの哲学者ガタリ（Guattari P. F）の「精神病院と社会のはざまで—分析的実践と社会的実践の交差路」には，ヨーロッパ某国の精神病棟において「『人間』と呼ぶのがためらわれるような姿をした 95 人の人間がぐるぐる回りながら，うなり声を上げていた。何人かは全裸で，鎖で縛られている者もいた」という描写がある[3]。

2. 精神障害者の医療に関わる法制度

（1）　精神保健に関する法制度の歴史

　近代日本で最初に制定されたのは，「精神病者監護法」（1900（明治33)年）であった。この法律は，精神障害者が「社会に害を与えることがないよう」に家族（監護義務者）の責任で私宅監置を行う手続きを定めた社会防衛のための法律であった。私宅監置とは家族等が行政庁の監督のもとで私宅の一室に精神障害者を監禁する制度である。私宅監置の実態を調査した呉　秀三が，日本の精神障害者は病気に罹患したことに加え，日本に生まれたことで「二重の不幸」を負わされていると嘆いたように，その実態は悲惨であった。呉の訴えもあり，1919（大正8）年に精神病院法が制定されたが，精神科病院の設置は進まなかった。1950（昭和25）年，両法は廃止され，精神衛生法が制定された。

　精神衛生法は，家族に保護義務を負わせ，精神障害者の医療を受けさせることを目指した。この法律のもと，戦後の高度経済成長期に精神科病院が急増した。その後，精神衛生法は，1964（昭和39）年のライシャワー大使刺傷事件，宇都宮病院事件（1984（昭和59）年），障害者基本法（1993（平成5）年）改正時に精神疾患に起因する障害が規定されたこと，障害福祉サービスを三障害共通に提供するための障害者自立支援法の制定（2005（平成17）年），などを契機として度々改正された。

　なかでも精神保健法と呼称が変更された1987（昭和62）年の法改正は現行法につながる大規模なものであった。このとき，院内での人権尊重を担保するため精神保健指定医（以下，指定医）や精神医療審査会の制度が設けられた。指定医は「申請に基づき，措置入院や医療保護入院の要否，行動の制限等の判定を行うのに必要な知識及び技能を有すると認められる者」を厚生労働省が認定する制度である。また，精神医療審

表 14-2　精神衛生法から 2013 年までに行われた改正

精神衛生法（1950）	私宅監置を廃止。精神障害者の医療および保護を謳う。措置入院，同意入院，仮入院の制度化，保護義務者の制度化。
同法改正（1965）	ライシャワー大使刺傷事件を受けて改正。緊急措置入院の制度化。保健所を地域精神保健活動の第一線機関とした。通院医療公費負担制度の導入。
精神保健法（1987）	宇都宮病院における人権侵害事件などを受け，精神衛生法が改正された。人権尊重と社会復帰を謳う。任意入院と応急入院の新設。同意入院は医療保護入院に。精神衛生鑑定医から精神保健指定医に呼称や職務を変更。精神医療審査会の創設。入院時の書面での告知規定。行動制限に関する規定。社会復帰施設の法定化。
同法改正（1993）	保護義務者は保護者に。新たに精神障害者地域生活援助事業（グループホーム）の法定化。
精神保健福祉法（1995）	障害者基本法（1993）において精神疾患による障害が法的に認められたことを受けての改正。精神障害者保健福祉手帳制度の創設。精神障害者福祉ホーム。精神障害者社会適応訓練事業の法定化。
同法改正（1999）	保護者の自傷他害防止のための監督義務を削除。移送制度の創設。精神障害者居宅生活支援事業として，精神障害者地域生活援助事業に加え，精神障害者地域生活介護事業（ホームヘルプ），精神障害者短期入所事業（ショートステイ）が法定化。
同法改正（2005）	障害者自立支援法の制定に併せて改正。通院医療公費負担制度，通院精神障害者居宅支援事業，精神障害者社会復帰施設に関する規定は，障害者自立支援法の規定として再編された。精神分裂病を統合失調症と呼称変更。特定医師の診察による医療保護入院等の特例措置の導入。
同法改正（2013）	保護者の義務規定の削除。医療保護入院の保護者の同意が家族等のいずれかの者の同意に変更。病院の管理者に退院後生活環境相談員の設置等を義務付け。

（文献 4 より転載）

　査会は，医療保護入院患者や措置入院患者等の入院届や定期病状報告の審査，入院患者又はその家族等からの退院等の請求に対する審査等を行うために都道府県に設置された機関である。

　2019（平成 31）年 3 月現在施行されている法律は，精神保健福祉法と呼称され（正式名称は，精神保健及び精神障害者福祉に関する法律），2013（平成 25）年に改正されたものである。現在に至るまでの法制度の変遷を**表 14-2** に示した[4]。

（2）　精神保健福祉法（2013（平成 25）年）

a．法文の構成

精神保健福祉法の構成は，**表 14-3** の通りである。

b．法の概要

この法律の目的は，「精神障害者の医療及び保護を行い，（中略）その社会復帰の促進及びその自立と社会経済活動への参加の促進のために必要な援助を行い，並びにその発生の予防その他国民の精神的健康の保持及び増進に努めることによつて，精神障害者の福祉の増進及び国民の精神保健の向上を図ること」（第一条）と規定されている。

精神障害者は「統合失調症，精神作用物質による急性中毒又はその依存症，知的障害，精神病質その他の精神疾患を有する者をいう」（第五条）と定義されている。

中心となるのは第五章「医療及び保護」で，精神病棟への入院の形態とその手続きや院内における行動制限に関する条文がおかれている。入

表 14-3　精神保健及び精神障害者福祉に関する法律

（昭和二十五年法律第百二十三号）
第一章　総則（第一条─第五条）
第二章　精神保健福祉センター（第六条─第八条）
第三章　地方精神保健福祉審議会及び精神医療審査会（第九条─第十七条）
第四章　精神保健指定医，登録研修機関，精神科病院及び精神科救急医療体制　　　　　（第十八条─第十九条の十一）
第五章　医療及び保護（第二十条─第四十四条）
第六章　保健及び福祉（第四十五条─第五十一条）
第七章　精神障害者社会復帰促進センター（第五十一条の二─第五十一条の十一）
第八章　雑則（第五十一条の十一の二─第五十一条の十五）
第九章　罰則（第五十二条─第五十七条）
附則

表 14-4　精神病床への入院制度の概要

	入院の要件	指定医の診察	同意	行政への届け出	その他
任意入院	本人の同意に基づく入院	不要	本人の同意	不要	指定医による72時間の退院制限あり
医療保護入院	指定医が医療と保護のための入院が必要と判定したが，任意入院が行われる状態にない場合	要	家族等の同意	要10日以内	1年ごとに定期病状報告を要す
応急入院	医療保護入院が必要だが，家族等の同意が得られず，直ちに入院させる必要がある場合	要	不要	要直ちに	応急入院指定病院への入院。72時間以内に限る
措置入院	通報や申請の結果，行政職員が立ち会い，自傷他害の恐れがあり，医療と保護を図るために入院が必要と判定された場合	都道府県知事が指定する2名の指定医の診察	不要	要	指定病院への入院。半年ごとに定期病状報告を要す
緊急措置入院	夜間や休日などに，直ちに入院させなければ自傷他害の恐れが著しいと認められた場合	都道府県知事が指定する1名の指定医の診察	不要	要	指定病院への入院。72時間以内に措置入院の要否を決定する

院形態とその手続きを**表14-4**にまとめた。

　なお，医療保護入院が必要とされるが，医療機関を受診しない者を一定の手続きに従って医療保護入院させる移送の制度が1999（平成11）年の法改正で新設された。

　精神科病院内では，「（前略）入院中の者につき，その医療又は保護に欠くことのできない限度において，その行動について必要な制限を行うことができる」（第三十六条）との規定に基づき，隔離や身体的拘束などの行動制限が行われることがある。隔離と身体的拘束の要件とその際に医師や看護師が行うべき業務について**表14-5**に示した。

　医療機関が「医療保護入院等診察料」を算定するためには，行動制限

表 14-5　隔離と身体的拘束の要件と行うべき業務

	実施する状況	実施方法	指定医の関与	看護者が行うべきこと	医師の診察
隔離	本人または周囲の者に危険が及ぶ可能性が著しく高く，隔離以外の方法ではその危険を回避することが著しく困難であると判断される場合	本人の意思により閉鎖的環境の部屋に入室させること	12 時間以内に指定医が診察。告知文を渡す。隔離，その理由，開始時と終了時を記載	定期的な会話等による注意深い臨床的観察と適当な医療および保護が確保されてなければならない	少なくとも毎日 1 回診察と記載を行う
身体的拘束	当該患者の生命を保護することおよび重大な身体損傷を防ぐことに重点を置いた行動の制限であり，代替方法が見出されるまでの間のやむを得ない処置として行われる行動の制限	身体的拘束を行う目的のために特別に配慮して作られた衣類または綿入り帯等を使用する	診察し，告知文を渡す。身体的拘束（部位），その理由，開始時と終了日時を記載	原則として常時の臨床的観察	毎日 2 回以上の診察と記載

に対する院内の指針を設け，少なくとも月 1 回行動制限最小化委員会を開催して，定期的な評価を行う必要がある。

　なお，信書の発受，人権擁護に関する行政機関の職員や代理人である弁護士との電話や面会などはいかなる場合でも制限できない。

　この他，精神保健福祉法では，第六章「保健及び福祉」で，精神障害者保健福祉手帳や精神保健相談に関する規定が設けられている。旧法で規定されていた障害福祉サービス等は，障害者自立支援法（現・障害者総合支援法）の制定に伴い削除された。

（3）　医療観察法（心神喪失の状態で重大な他害行為を行った者の医療及び観察に関する法律）

　医療観察法は，措置入院歴のあった人物が学校に乱入し多数の生徒を死傷させた大阪教育大学附属池田小事件（2001（平成 13）年）を受けて，制度化された。この法律は，心神喪失などの状態で，重大な他害行

228

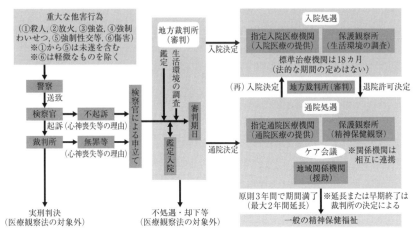

図 14-1　医療観察制度の流れ
（文献 5 より引用）

為（殺人，放火，強盗，強姦，強制わいせつ，傷害）を行った者の病状
の改善を図り，同様の行為の再発を防止することを目的としている。検
察官から申立てを受けて，地方裁判所の裁判官と精神保健審判員が合議
し，入院医療，外来通院，医療を行わない，却下のいずれかの処遇を決
定する。退院や通院終了の決定は医療機関からの申請を受けて地方裁判
所が同様に行う。この法律による入院および外来医療は指定された医療
機関のみで行われ，外来通院中は保護観察所の社会復帰調整官が精神保
健観察を行う。**図 14-1** に医療観察制度の流れを示した[5]。

　制度発足時から 2016（平成 28）年末までに，4,128 件の医療観察法
の申立てがなされ，審判により 2,739 名が指定入院医療機関に入院，
563 名が指定通院医療機関にて通院処遇を受けた。また，2,289 名の対
象者が入院処遇から通院処遇に移行した。すでに，期間満了等で通院処
遇を終了した人も多いという。

（4）　今後の課題

　国は，2004（平成 16）年に精神保健福祉の改革ビジョンを公表し，
「国民意識の変革」「精神医療体系の再編」「地域生活支援体系の再編」
「精神保健医療福祉施策の基盤強化」などによって，日本の精神科医療
を「入院医療中心から地域生活中心へ」転換させるという方針を示し
た。その後，10 年にわたって「条件が整えば退院できる患者」の退院
促進，地域移行に向けた取り組みが行われてきた。またこの間，短期入
院医療を目指したマンパワー豊富な精神科救急入院料病棟が全国的に増
加した。2017（平成 29）年現在，平均在院日数は 1989（平成元）年の
496 日に比較すれば，約 260 日へと減少してきているものの精神科入院
病床は微減にとどまっている。2016（平成 28）年には，入院中の患者
のなかで，精神症状が残存し，行動障害や生活障害が重い場合や，身体
合併症を持つ場合など「重度かつ慢性」とみなす基準案が報告され
た[6]。「重い患者」と認定されることで退院に向けた支援が控えられて
しまうことを懸念する声もある。また，院内では，身体的拘束を受ける
患者の数が増加する傾向が止まらず，2017（平成 29）年にはニュー
ジーランド人の青年が身体的拘束後に死亡したことが国外にも報道され
た。一方では，人権に配慮した入院治療を担保する役割の精神保健指定
医が資格取得に際し不正を行っていたことが発覚し，2016（平成 28）
年 10 月に 89 人の精神保健指定医の指定が取り消されるという事件が起
きた。精神科入院治療が解決すべき課題は少なくない。

　地域で支援を必要としている精神障害者の医療面についても課題が指
摘されている。すなわち，国の検討委員会では地域で暮らす精神障害者
のなかには①医療・支援を受けていない重症者，②虐待・独居等，生活
環境の困難を有する者，③医療などを受けているが重症である者，など
多彩なニーズがあるとされた。こうしたなか，高齢の両親と暮らしてい

る精神障害者の親亡き後の地域生活の継続が大きな課題となっている（いわゆる8050問題など）。また，措置入院した患者が退院後神奈川県の重症心身障害者施設「津久井やまゆり園」で多数の入居者を殺傷した事件以来，国は措置入院後の退院後支援計画の義務付けなど，アフターケアの体制を整備しようとしている。医療機関への受診が困難な人々に支援を届ける方法の一つとして精神科領域でも訪問型の支援（アウトリーチサービス）に期待が寄せられているが全国的普及には至っていない。

なお，次期精神保健福祉法の改正の際は，前回の法改正で保護者の制度を廃止したことに伴い，保護者に代わる意思決定の助言者の制度の導入なども検討課題となる。

3．精神障害を持つ人の地域生活に関係する法制度

（1） 障害者総合支援法

障害者総合支援法の前身である障害者自立支援法は，精神障害を含む三障害の人に対し，共通の仕組みで障害福祉サービスを提供することを目的として，2005（平成17）年に成立した。障害者自立支援法に対しては利用者負担のあり方や事業者報酬の見直しを求めて訴訟が相次ぐ事態となった。2010（平成22）年に国と訴訟団の間での基本合意がまとまり，新たな法律として制定されたのが，障害者総合支援法である。この法律が規定する障害福祉サービスは，費用を国と都道府県が負担する介護給付と訓練等給付からなる自立支援給付と，市町村が地域の実業に応じて実施する地域生活支援事業から構成されている。

障害者総合支援法は2016（平成28）年に改正され，施設入所支援や共同生活援助を利用していた者等を対象として，定期的な巡回訪問や随時の対応により，円滑な地域生活に向けた相談・助言等を行う自立生活援助などが新設された。障害者総合支援法のサービスの概要を**図14-2**[7]

```
┌─自立支援給付─────────────────┐   ┌─地域生活支援事業─────┐
│ 障害福祉サービス                  │   │                        │
│ ┌────────────────────────┐ │   │〔市町村実施〕          │
│ │ 介護給付費      訓練等給付費    │ │   │ 相談支援事業          │
│ │                            │ │   │ 手話通訳者等の派遣      │
│ │ 居宅介護       自立訓練(機能訓練・生活訓練) │ │   │ 日常生活用具の給付，    │
│ │ 重度訪問介護    就労移行支援    │ │   │ 貸与                  │
│ │ 同行援護       就労継続支援(A型・B型) │ │   │ 移動支援              │
│ │ 行動援護       共同生活援助(グループホーム) │ │   │ 地域活動支援センター    │
│ │ 療養介護       自立生活援助    │ │   │ 福祉ホーム            │
│ │ 生活介護       就労定着支援    │ │   │ 日中一時支援事業      │
│ │ 児童デイサービス              │ │   │ など                  │
│ │ 短期入所(ショートステイ)      │ │   │                        │
│ │ 重度障害者等包括支援          │ │   │〔都道府県実施〕        │
│ │ 施設入所支援                  │ │   │ 広域支援              │
│ └────────────────────────┘ │   │ 人材育成              │
│  その他の自立支援給付            │   │ など                  │
│   サービス利用計画作成費 療養介護医療費 │   │                        │
│   補助具費      自立支援医療費   │   │                        │
└──────────────────────────┘   └──────────────────┘
```

図 14-2　障害者総合支援法のサービス
（文献 7 より転載）

に示した。

　サービス利用は利用希望者の市町村への申請を受け，市町村が認定調査を行い，審査会での障害支援区分の決定を経て行われる。

　障害者総合支援法は，障害を持つ人が地域で生活するために必要な，医療を受けること，居住場所の確保，家事援助，就労を含む日中活動の機会，などを提供するものである。総合支援法のサービスのうち，精神疾患を有する人の多くが利用しているのは，精神科通院医療費が1割負担となる自立支援医療の制度である。その他，居宅介護（ホームヘルプ）や共同生活援助（グループホーム）が比較的よく利用され，就労継続支援 A 型・B 型や就労移行支援などの就労に関する事業や居場所や日中活動を提供する地域活動支援センターなどの利用も多い。しかし，精神科医療機関に外来通院をしている人のなかには，いまだサービスを

利用していない人が少なからず存在し，相談支援事業者がサービス利用計画を作成している精神障害者は一部に限られているのが現状である。

（2） 地域生活を支えるためのその他の法制度

　精神障害を有する人が地域で生活するためには，経済的な支援が必要となる場合が少なくない。日本では家族と同居したり，単身でも家族から経済的な援助を受けて生活している人も多いが，単身者の場合，生活保護を受ける人の比率が高くなる。また，発症後 1 年半を経過しても，重い障害が残っていると判断される場合，障害年金の受給が受けられる場合がある。

　また，精神障害を有する人は，単独で法律行為を行ったり，財産の管理を行うことが困難になることがある。民法では，精神障害等のため自らがした法律行為の結果生じる利害得失の判断ができない人を意思能力が欠如していると規定する。これを受けて，意思能力のある人の決定を尊重する一方，精神障害のために意思能力に問題がある人の決定に対しては何らかの制限や保護を加えることで，その人の権利を守る制度が必要となる。このような制度は成年後見制度と呼ばれ，高齢化の進展とともに世界各国で改正や創設が行われてきた。日本では 2000（平成 12）年に禁治産・準禁治産制度を改正して，新たに成年後見制度として施行された。新たな成年後見制度は，類型を後見類型，保佐類型，補助類型の三類型とし，保護と自己決定のバランスをとることを謳っている。従来，後見類型の利用者（成年被後見人）は選挙権も自動的に喪失する規定であったが，2013（平成 25）年の公職選挙法改正により，成年被後見人の選挙権が認められることとなった。

　成年後見制度を利用するためには，家庭裁判所に申立を行い，審判を受ける必要がある。近年，精神障害者の成年後見人に家族以外の弁護士

や社会福祉士などが指名されるケースが増えている。

　なお，現行の成年後見制度では，インフォームド・コンセントを与えることができない精神障害者について，後見人は医療の代諾を行う権限がない。インフォームド・コンセントの原則は第二次世界大戦中にナチスドイツが行った人体実験の再発を防止する観点から「望まぬ医療侵襲を受けない権利」（承諾原則）として概念化され，「医療に関する自律的な決定をする権利」（選択権の拡張）へと変化してきた。この原則に従えば，医療を受ける能力（同意能力）のある精神障害を有する人の自己決定を尊重し，ない人の人権を代諾者が守る仕組みが必要となる。日本では 1997（平成 9）年の医療法改正の際，インフォームド・コンセントの原則を法的義務ではなく，努力規定としたこともあり，インフォームド・コンセントを与える能力のない人の医療実施（代諾）に関する仕組みが制度化されておらず，成年後見人にもこの権限を付与することができないとされている。高齢化に伴い，身体疾患の合併も増えてくるため，成年後見制度利用の有無にかかわらず，医療のための同意のあり方について早急に検討すべきではないかという意見が出ている。

　精神障害者に関係する法律は，本節で紹介した以外にも，障害者基本法，障害者雇用促進法，発達障害者支援法，障害者虐待防止法，障害者差別解消法，自殺対策基本法，児童虐待の防止に関する法律，高齢者虐待の防止等に関する法律，など多数ある。

　特に，障害者差別解消法は，行政等に「合理的配慮」を行うことを義務付けており，こころのバリアフリーを実現する上で大きな力となることが期待されている。いまだ，精神障害をもつ人をはじめ障害を有する人は社会の差別や偏見に悩まされ，自分らしく生きることができずにいることが少なくない。支援者は，精神障害を有する人の社会生活のために個別の治療や支援に加え，社会の偏見や差別をなくすことが非常に有

効であることを認識する必要がある。

（3）　家族への支援

　最後に，精神障害を有する人の家族に対する支援について触れておきたい。2014（平成 26）年の精神保健福祉法改正の結果，保護者の制度は廃止された。しかし，これにより，従来重い負担を負ってきた精神障害者家族の負担の問題が解決されたわけではない。制度廃止前に，家族会の全国団体である全国精神障害者福祉会連合会（みんなねっと）が会員向けに行ったアンケート調査[8)]で，家族の約3分の1がストレス等のため向精神薬を服用した経験があると回答した。この状況は依然変化していない。日本では精神障害者と同居する家族が多いことを考慮し，家族に対しても適切な支援を行っていく必要がある。具体的には，こまごまとした家族の悩みに即応する相談支援体制の充実，家族の負担軽減のためのレスパイトサービス（一時的に家族以外の人が代わって世話をする）の普及，本人とのコミュニケーション，接し方の改善を目的とする心理教育プログラムの実施など，家族会等から出される要望に沿った形で実現させていくことが望まれる。

引用文献

1) 木村朋子：精神保健ケアに関する法：基本 10 原則. 精神看護 1（4）：42-45, 1998
2) WHO：Mental Health Atlas（https://www.who.int/mental_health/evidence/atlasmnh/en/）
3) Guattari, P. F.（杉村昌昭訳）：精神病院と社会のはざまで—分析的実践と社会的実践の交差路. p83, 水声社, 東京, 2012
4) 三木良子：精神保健医療と法制度. 上島国利, 渡辺雅幸, 榊　惠子（編著）：ナースの精神医学 改訂 5 版. p384, 中外医学社, 東京, 2019

5）野村祥平：医療観察法の現状．精神保健医療福祉白書編集委員会（編集）：精神保健医療福祉白書 2018/2019 多様性と包括性の構築．p150，中央法規出版，2018

6）安西信雄（研究代表者）：平成 27 年度厚生労働科学研究費補助金障害者対策総合研究事業　精神障害者の重症度判定及び重症患者の治療体制等に関する研究　総括研究報告書，2016

7）伊藤千尋：精神保健医療と法制度．上島国利，渡辺雅幸，榊　惠子（編著）：ナースの精神医学 改訂 5 版．p390，中外医学社，東京，2019

8）特定非営利活動法人全国精神保健福祉会連合会平成 21 年度家族支援に関する調査研究プロジェクト検討委員会（編集）：平成 21 年度厚生労働省障害者保健福祉推進事業 障害者自立支援調査研究プロジェクト　精神障害者の自立した地域生活を推進し家族が安心して生活できるようにするための効果的な家族支援等の在り方に関する調査研究報告書．特定非営利活動法人全国精神保健福祉会連合会，東京，2010

参考文献

ⅰ）山内俊雄，小島卓也，倉知正佳他（編）：専門医をめざす人の精神医学 第 3 版，医学書院，東京，2011

ⅱ）上島国利，渡辺雅幸，榊　惠子（編著）：ナースの精神医学 改訂第 5 版，中外医学社，東京，2019

ⅲ）精神保健医療福祉白書編集委員会（編）：精神保健医療福祉白書 2018/2019 多様性と包括性の構築．中央法規出版，東京，2018

ⅳ）精神保健福祉研究会（監修）：四訂精神保健福祉法詳解．中央法規出版，東京，2016

学習課題

●日本の精神保健医療福祉の法制度の歴史を改めて整理してみよう。

●現在の日本の精神保健医療福祉の法制度の課題を整理し，その改革の方向性について考えてみよう。

15 | 精神医学の過去・現在・未来

石丸昌彦

《**目標＆ポイント**》 わが国と世界における精神医学の歴史を展望し，学習の
まとめとする。科学技術は飛躍的に発展したが，精神医学は未解決の難問を
多く抱えている。とりわけ精神障害者に対する人道的処遇の歴史は浅く，ス
ティグマ克服が今後の課題であることを銘記したい。
《**キーワード**》 アニミズム，科学的精神医学，身体主義と心理主義，スティ
グマ，ケネディ教書

1. 精神疾患と歴史状況

　精神疾患は人類史のいつ頃から存在したのだろうか。これまでの学習
からわかる通り，一口に精神疾患と言っても多彩である。そのなかには
古くから存在し続けて今日に至るものもあれば，一定の時代や社会状況
において出現したり多発したりするものもあっただろう。

　躁やうつといった気分の変調は，おそらく人類史とともに古い。いず
れも古代ギリシアで既によく知られており，ヒポクラテス（Ἱπποκράτης）
は憂うつ症（melancholia）が四体液の1つである黒胆汁の過剰によっ
て起きるものと考えた。てんかんの歴史もまた古く，やはり後述のヒポ
クラテスの逸話で知られる他，新約聖書のなかにもてんかん発作と思わ
れる事例の詳しい記載がある。

　ヨーロッパばかりでなく古代中国においても精神の変調が記載され，
癲・躁・狂といった言葉が平安時代のわが国にも紹介されて用いられた
（癲はてんかん，躁は躁状態，狂は幻覚妄想状態に相当するものと考え

られる）。

　これらはいずれも脳の機能変調や器質性疾患による精神症状であり，人類という種に共通の生物学的背景に由来するものである。

　一方，精神疾患のなかには時代や地域の影響を強く受けるものもある。たとえばアルコール依存症の場合，病気自体は古くから見られたであろうが，酒が高価なもので消費量や消費者が限られていた間は大きな社会問題にならなかった。ところが1600年代にオランダで安価なジンの製法が開発され，その後ヨーロッパ全体に急速にアルコール依存症が広がったといわれる。一方，飲酒習慣のないイスラム社会には，当然ながらアルコール問題は存在しない。

　また，ケニアで働く日本人医師からの来信によれば，在来のケニア人のなかにはAN（anorexia nervosa：神経性やせ症）がほとんど見られないという。しかし，ナイロビ在住の日本人や欧米人の家庭ではしばしばANのケースが発生し，それぞれ母国へ戻って治療を受けている現状がある。現実に飢えの危険にさらされている地域ではANは発症しない。飽食があたりまえになった社会状況がANを生むというのが，この医師の見解である。

　別の意味で考えさせられるのはPTSD（post traumatic stress disorder：心的外傷後ストレス障害）である（第8章参照）。PTSDという診断概念が確立したのは20世紀後半であるが，PTSDに相当するケースは古来どこにでも存在したはずである。しかしこの人々は病気と認められなかったか，認められたとしても別の診断がつけられたであろう。

　近い過去について見ても，1945年前後の日本や他の国々には数えきれないほどのPTSDの患者がいたに違いない。PTSD概念の前身である戦争神経症は，ベトナム戦争からの帰還兵の変調としてアメリカで注目されたのであるが，実際に変調をきたした人々は国土が戦場となった

ベトナムのほうが，はるかに多かったはずである。現実の病の実態と，診断され報告される数字との間には，常にこのような懸隔がある。

　こうした話題の1つひとつが，精神医学を学ぶことの深さと難しさを痛感させる。精神疾患は，ヒトの生物学的特性と直結した変わらぬ基盤をもつ一方で，時代の状況を鋭敏に映し出す鏡でもある。適応障害をはじめとするストレス関連疾患は，21世紀初頭のわが国の姿を映し出す鏡像であろう。インターネット依存やゲーム依存など一連の依存症も，ヒトの欲望を拡大再生産することで成り立っている現代社会を鮮やかに投影する。そのような視点をもちつつ，精神疾患の動向を見守っていきたい。

2. 精神医学の歴史

（1） ヒポクラテス（紀元前460～紀元前370年頃）

　エーゲ海コス島の医師ヒポクラテスは，科学的な医学観を展開するとともに「ヒポクラテスの誓い」と呼ばれる医療者の倫理原則を定めたことで知られ，その先駆性と後世への影響によって「医学の父」と呼ばれている。彼は精神医学にも重要な貢献を遺した（**図15-1**）。

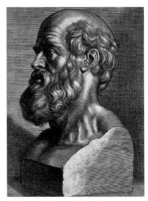

　てんかんは第9章で学んだように，大脳の電気活動の異常によって起きる発作性疾患であるが，けいれんなどの激しい症状を突発的に示したかと思うと，また何事もなかったように正常に戻る経過がいかにも不可思議に見える。このため，てんかんは洋の東西を問わず「憑きもの」と解釈されることが多かった。古代ギリシアでは，患者

図15-1　ヒポクラテス

が発作中に発する言葉や叫びに神秘的な意味を読み込み,「神聖病」と呼んで特別扱いすることが行われていたという。その結果,患者は保護・尊重されるよりも,かえって不当に利用されることになった。後述のスティグマの典型例ともいえる。

　ヒポクラテスはこうした見方を明確に否定し,てんかんもまた他の疾患と変わらぬ1つの病気であり,患者は治療を求める1人の病人に他ならないことを主張したとされる。

　てんかんに限らず,精神疾患はヒトの行動に顕著な変化が現れるのに病変を目で見ることができず,不可解な印象を与えることが多い。近代科学を知らない人々がこうした現象の背後に霊的な存在を想定したのも無理のないことであろう。現象の背後に霊（anima）の働きを見ようとするこのような心性はアニミズム（animism）と呼ばれる。アニミズムは現代人の心の深層にも根強く存在しており,私たちの判断や思考に思いがけない影響を及ぼすことがある。

　精神医学の歴史は,アニミズム的な疾病観をより科学的・実証的な考え方で置き換えていく長いプロセスとも見ることができる。ヒポクラテスはその第一歩を記した人物として記憶されているのである。

（2）　近代精神医学の誕生と興隆

　ヒポクラテスの提唱した科学的な医学観がヨーロッパ世界で優勢となるまでには,長い中世からルネッサンスを経て近代に至るまで,2千年以上の歳月がかかった。とりわけ精神現象は宗教のテーマである霊魂の問題と関わりが深いと考えられたため,精神医学はとりわけ困難な事情をかかえることが多かった。やがて近代医学の勃興とともに,次第に科学的な精神医学が台頭するようになる。

　学問としての精神医学は,ヨーロッパではまず精神病院の周辺で始

まったとされる。19世紀に入ると，ヨーロッパ各地の精神病院で精神医学に関する講義や教育が行われるようになった。大学医学部における精神医学教育はこれより遅れ，19世紀中頃からドイツで発達した。わが国は明治維新以後，ドイツに倣って医学制度や医学教育の整備を行ったので，ドイツ流の大学精神医学がわが国でも主流となった。

19世紀のヨーロッパ精神医学において活躍し，その後に強い影響を及ぼした2人の先駆者としてグリージンガー（Griesinger, W）とシャルコー（Charcot, J. M）の名を挙げることができる。

グリージンガーはドイツ各地の大学で精神科の教授を歴任し，「大学精神医学の祖」ともいわれる。彼は脳の働きと精神疾患の関係を重視する立場をとり，「精神疾患は脳病である」という有名な言葉を残している。この考え方は後にクレペリン（Kraepelin, E）らに引き継がれて大きく発展した。

一方，シャルコーはパリのサルペトリエール病院で臨床活動に従事するかたわら，「火曜講義」と呼ばれる毎週の講義を通じて研究・教育を行った。各種の神経疾患について多くの発見をなすとともに，長年にわたってヒステリーを中心とする神経症の研究に取り組み，特に当時民間に流行していた催眠術をヒステリーの研究や治療に導入したことで，大きな反響を巻き起こした。シャルコーの教えを受けた人々のなかにジャネ（Janet, P）やフロイト（Freud, S）がおり，このフロイトを創始者として精神分析の流れが生まれた（第7章参照）。

20世紀に入ると精神疾患の体系的分類が行われるようになった。クレペリンは脳の働きを重視する実証的な立場から内因精神病を研究し，進行性の経過をとり予後不良の群を早発性痴呆（dementia praecox），周期性の経過をとり予後良好の群を躁うつ病と呼んだ。次いでスイスのブロイラー（Bleuler, E）は，連合心理学や精神分析学を援用して早発

性痴呆の基本症状を検討し，これを schizophrenia（ドイツ語で Schizophrenie）と命名した。これが「精神分裂病」と訳されたのである（第 4 章参照）。

　こうした流れを受け，その後のドイツでは精神現象を観察してありのまま記載することをめざす記述精神医学が発達した。了解の概念を中心とするヤスパース（Jaspers, K）の現象学的方法もその流れのなかにある。一方，フロイトの創始した精神分析学は主としてアメリカの精神医学に大きな影響を与え，マイヤー（Meyer, A）は精神生物学という名のもとにこれを発展させた。

（3）　精神医学の 20 世紀

　20 世紀の半ばにあたる 1952（昭和 27）年にクロルプロマジンが発見され，統合失調症の治療がはじめて可能になった。これを先駆けとして抗精神病薬や抗うつ薬が次々と発見され実用化されていく。新しい時代の劇的な幕開けであった。

　統合失調症やうつ病などの本格的な精神疾患が薬で治療できるようになったことは，これらの病気の予後を改善するとともに精神医学のあり方そのものを大きく変えることになった。医学思想について見れば，脳の異常という方向から精神疾患にアプローチする生物学的精神医学の立場をきわめて強いものにしたといえよう。

　その後，パニック障害や強迫性障害など，以前は神経症として心因論的に検討された疾患についても，薬物療法の可能性が次々に開かれてきた。そうした事実を手がかりにして，精神疾患の生物学的なメカニズムを解明しようとする研究が成果をあげつつある。さらに，20 世紀後半の医学界を席巻した分子生物学的な手法は精神医学にも強いインパクトを与え，各種の精神疾患に関連する遺伝子の検索が進められている。こ

のように今日では，生物学的精神医学の重要性がこれまでになく増しているものと見られる。

　近年のもう1つの大きな話題は，DSM や ICD などの操作的な診断基準が考案され急速に普及したことである。その背景には，グローバリゼーションの時代をむかえて国や地域を越えて通用する診断基準が必要となったことや，個々の医師の経験や直観によらない客観的な診断手続きへの要請などがあった。薬物療法が進歩するにつれ，薬効を正確に判定できるような定量的・客観的な症状評価の必要性が高まったことも影響しているだろう。検証可能な客観的根拠に基づく治療を目ざす EBM（evidence-based medicine）の考え方が医学界全般に普及し，精神科医療においても薬物療法はもとより精神療法までもが根拠（evidence）を問われるようになっている。

　このように生物学的精神医学が隆盛をきわめ，判断基準の標準化・客観化が進む一方で，複雑な社会状況のなかでヒトの抱える心理臨床的なニーズは多様化し，より細やかで個別的な対応が求められるようになっている。医療や看護の世界で語り（narrative）が重視されるようになってきたのも，そうした流れに呼応するものである。しかし脳科学・生命科学の進歩の方向はこうした現実の要請に応えるものとなってはおらず，その狭間にあって現代の精神医学は方向性を求めて苦慮しているように思われる。

（4）　身体主義と心理主義

　以上に述べた流れは，精神医学における二大潮流のせめぎ合いという視点から見ることもできる。1つは，脳という身体器官の機能に注目する方向性，もう1つは，身体に還元されない心の問題と考える方向性である。ここでは前者を身体主義，後者を心理主義と呼ぶことにしよう。

精神医学の歴史のなかには身体主義と心理主義の 2 つの流れが併存し，互いに拮抗したり支え合ったりしながら精神医学を発展させてきたのである。

　心理主義のなかには時として非科学的な思い込みやドグマ（教義）が入り込み，患者の適切な扱いを妨げることがあった。古代ギリシアにおける「神聖病」や，中世ヨーロッパにおける道徳療法はその例であろう。前者はヒポクラテスによって批判され，後者はグリージンガーの「精神病は脳病」という言葉で代表される近代的な疾病観によって覆されることになったが，これらは誤った心理主義に対する身体主義の側からの反論と位置づけることができる。

　一方，心の働きが脳という身体器官によって遂行されるのは事実であるとしても，ものごとの意味を追求し意味をめぐって悩む人間の心は，そもそも身体主義だけでは解ききれない問題を抱えている。大ざっぱに言って，身体疾患に伴う精神症状や内因精神病は身体主義的な見方によく合致するが，人生経験への反応として生じる病的状態（適応障害，PTSD など）は心理主義的な視点によらなければ理解することが難しい。

　治療に関しても同様であり，薬物療法は統合失調症，うつ病，不安障害などの症状をコントロールするうえで大きな力を発揮するものの，心の悩みや葛藤そのものは薬で解消されるものではなく，そうした問題の解決のためには精神療法的なアプローチが必要となる。

　このように身体主義と心理主義とは精神医学を相補的に支える 2 本の柱であり，どちらが欠けても精神現象を適切に理解することはできない。けれども歴史の現実のなかでは，その一方に偏って他方を無視したり，両者が対立反目して不毛な争いを産んだりする例が多く見られてきた。今日においても，医師は身体主義に偏りがちであり，逆に心理臨床

家は心理主義的な視点に偏りがちであるといった傾向がありはしないだろうか。その狭間で患者が行き悩んでしまうとすれば不幸なことである。

　歴史の教訓に学びつつ身体主義と心理主義を高い次元で統合するという重要な課題が，今後の精神医学には求められている。

3．精神医療の近現代史

（1）　ピネルとピアーズ

　ヒポクラテスがてんかんを「神聖病」というレッテルから解き放ち，アニミズムから科学的精神医学への道を開いたことを先に述べた。このことは精神障害者の処遇という視点からも特筆される。精神疾患を身体疾患と同じ「病気」と見るならば，その病気をかかえた「病人」に対して「治療とケア」を提供することが当然の帰結となる。

　しかし現実には，科学的な精神医学が確立するのに２千年あまりを要したのと同様に，精神障害者が治療やケアを受ける権利をもつことが人々の常識となるまでにも，長い時間が必要であった。中世ヨーロッパにおいてはキリスト教神学の影響や医学全般の停滞もあって，道徳的説得（道徳療法）や除霊の他に治療らしい治療もほとんどなく，精神障害者の処遇はアニミズムと迷信に満ちた民間の手にゆだねられていたものと想像される。一方では，信仰と結びついた治療共同体の営みも存在し，ベルギーのゲールという街で行われてきた取り組みは，その代表例として今日まで続いている。

　長い中世が終わりをつげルネッサンスや宗教改革を経て近世に入り，17〜18世紀にはヨーロッパ各地に大規模な精神病院が設けられ，患者はこうした場所に集められるようになった。しかし精神疾患に対する考え方や治療法にはこれといった進歩がなかったから，これらの精神病院

が治療よりも収容の場であったことは想像に難くない。当初は伝染病な
どの患者や軽犯罪者，社会的秩序を乱すと見なされた人々等が雑然と収
容されていたという。フランスの哲学者フーコー（Foucault, M）が
「大いなる閉じ込め」と呼んだのは，このような状況のことであった。

　その後，次第に精神病院には精神疾患の患者だけが集められるように
なっていった。こうした精神病院の環境は一般に劣悪で，鎖その他で患
者を拘束することが日常的に行われ，「精神病院見物」が一般市民の娯
楽とされることすらあったという。

　近代の訪れとともに，他の科学分野同様，医学もまた急速に発展を遂
げ始める。同時に啓蒙思想に支えられて人権意識が伸張するにつれ，精
神病院の環境にも注意が向けられるようになった。

　フランス革命期の 1798 年，ピネル（Pinel, P）がパリのビセートル病
院で 49 名の患者を鎖から解放したことは，時代の先駆けをなす英雄的
な事績として今日まで伝えられている（**図 15-2**）。しかし残念ながら，
精神疾患に対して有効な治療法のない現実に阻まれ，ピネルの精神はた
だちに定着するには至らなかった。

　さらに 1 世紀以上が経過し，1908（明治 41）年にアメリカのビアー
ズ（Beers, C）は，精神病院への自らの入院体験を退院後に書物として
刊行し，精神医療の実態を世に知らせた。この書物（邦題『わが魂にあ
うまで』）は当時としては記録的なベストセラーとなり，これがきっか
けとなって精神病院の環境改善などを求める精神衛生運動が起きること
になる。精神衛生運動は，アメリカはもとよりヨーロッパ諸国やわが国
にも強い影響を及ぼし，第二次世界大戦後の本格的な精神医療改革へと
つながった。

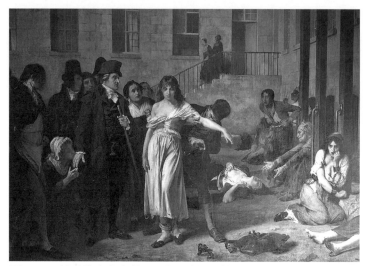

図 15-2　精神障害者を鎖から解き放つピネル

（2）　日本の事情

　江戸時代までのわが国の精神医療については不明の点が多い。京都の岩倉村には治癒を求めて大雲寺を参詣する精神障害者を茶屋で世話する伝統が古くからあり，しばしばベルギーのゲールと対比されるが，第二次世界大戦の混乱のなかで惜しくも消滅した。こうした例を含め，古い資料を発掘し再構成する作業は今後の課題として残されている。

　1868 年に始まる明治維新以降，わが国は社会のあらゆる面において急速な近代化を開始した。医学の領域では当時最先端とされたドイツの医学が導入されたが，富国強兵を国是とする急激な変化のなかで，心の健康への配慮や精神疾患をもつ人々への福祉は長い間置き去りにされてきた。

　表 15-1 はわが国の精神保健福祉を規定する法律の変遷をまとめたも

表 15-1 精神保健福祉立法の推移（国際情勢との関連）

年次	法律	主な要点	国際的背景
1900（明治 33）年	精神病者監護法	旧民法下の「家」の責任において精神障害者を監督させるもの。私宅監置を認める。	不平等条約改正に向け法制度整備が急がれる。
1919（大正 8）年	精神病院法	公立精神病院の設置を規定したが予算不足などで進まず。	第一次世界大戦（1914〜1918 年）。
1950（昭和 25）年	精神衛生法	精神病院の設置を都道府県に義務づけた。私宅監置を廃止。措置入院制度創設。	第二次世界大戦（1939〜1945 年）と日本の敗戦。GHQ による民主化政策。
1965（昭和 40）年	精神衛生法改正	保健所の機能強化。精神衛生センター設置。通院医療費公費負担制度新設。	ライシャワー大使刺傷事件（1964 年。ライシャワー米駐日大使が統合失調症の少年に刺される）。
1988（昭和 63）年	精神保健法	任意入院，医療保護入院など入院形態と手続きの整備。精神保健指定医制度等新設。	宇都宮病院事件（1984 年）をきっかけに精神障害者への非人道的処遇が国際的非難を浴びる。
1995（平成 7）年	精神保健福祉法	「自立と社会参加の促進のための援助」がうたわれる。	

のである。精神障害者の処遇のあり方が，その時代の国際情勢によって翻弄されてきたことがよくわかる。

　以下，主要な法律とその時代の状況について見ていこう。第 14 章の内容と一部重複するが，ここでは歴史的背景との関係をやや詳しくた

どっていく。

a．精神病者監護法

精神障害者の処遇に関する法律として最初のものである。「監」の字からわかる通り，同法の目的は精神障害者に治療を提供することではなく，患者が社会に迷惑をかけないよう監督するところにあった。また，その責任を患者の家族すなわち旧民法下の「家」に負わせ，そのために必要であれば「私宅監置」すなわち一般家屋の一画に患者を監禁することを認めていた。

同法が制定された 1900（明治 33）年は，日清戦争（1894〜1895 年）と日露戦争（1904〜1905 年）の狭間にあたる。当時，「第二次条約改正」を果たして半植民地状態を脱することが，わが国の国家的な急務であった。欧米では精神病院の環境改善が課題となり始めた時期であったが，わが国では精神病院や精神病床が絶対的に不足しており，富国強兵の大目標の陰で病院建設に予算が充てられることもなかった。こうした状況のなかで，国や社会が果たすべき役割を「家」に肩代わりさせるのが精神病者監護法の狙いだったと考えられる。

これに対しては強い批判もあった。東京帝国大学教授の呉　秀三は，門下生たちの協力を得て全国の私宅監置の実態を調査し，1918（大正 7）年に書物を刊行して世に訴えた（**図 15-3**）。呉は東京府立巣鴨病院（後の松沢病院）の院長として精神病院改革や患者の人道的処遇の実現に尽力し，法制度の改善を主張して 1919（大正 8）年の精神病院法制定に影響を与えるなどした。しかし状況はなかなか改まらず，精神病者監護法はちょうど半世紀にわたってわが国の精神医療を支配した。

b．精神衛生法とその改正

1945（昭和 20）年の敗戦に続いて GHQ の指令に基づく日本社会の改革が進められるなかで，1950（昭和 25）年に精神病者監護法に代わっ

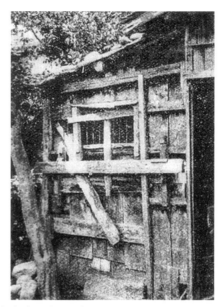

図 15-3　私宅監置室の一例
（呉　秀三，樫田五郎『精神病者私宅監置ノ実況及ビ其統計的観察』
（1918）より）
　同書に記された「わが国十何万の精神病者はこの病を受けたるの
不幸のほかに，この国に生まれたるの不幸を重ぬるものというべし」
という呉の言葉が広く知られている。

て制定されたのが精神衛生法である。私宅監置は廃止され，精神病院の
設置義務が各都道府県に課せられた。このように精神医療に関する行政
の責任が明記されたのは大きな進歩である。ただし現実には病院設置を
民間病院で代行することが認められたため，精神病院の多くが民間であ
るというわが国の特殊事情には変化がなかった（欧米では公立病院が圧
倒的に多い）。また，精神衛生法の内容は「措置入院」や「同意入院」
など強制入院の手続きに関わる規定がほとんどであり，福祉よりも社会

防衛の色彩がなお強かった。

1964（昭和 39）年，当時の駐日アメリカ大使ライシャワー氏が統合失調症の少年に刺される事件が起きた（ライシャワー大使刺傷事件）。これがきっかけとなって翌 1965（昭和 40）年に精神衛生法の大改正が行われ，精神衛生センターの設置や通院医療費公費負担制度の新設など大きな進展が生まれた。

同じ頃から政策的な誘導を受けて精神病院の建設ラッシュが起き，精神科病床数は飛躍的に増加したが，建設された病院はただちに満床になることが繰り返され，慢性的なオーバーベッド状態と劣悪な病院環境が続いた。地域や家庭に置かれていた患者が病院に収容されていく過程と考えられるが，同じ時期に世界では 1952 年のクロルプロマジン開発を受け，脱施設化と地域精神医療の流れが始まっていた。わが国の状況は，世界の趨勢にまったく逆行するものとなったのである。

こうした状況はほぼ 30 年にわたって続き，病床占有率が 90% 台に落ち着いて，病院内外の環境が改善に向かうのは，1990 年代以降のことであった。

c．精神保健法・精神保健福祉法

1984（昭和 59）年にいわゆる宇都宮病院事件が起き，これをきっかけとしてわが国の精神病院における非人道的な患者処遇が国際的に非難を浴びるとともに，精神医療のあり方や社会復帰施策の遅れが批判の対象となった。このような圧力のもとに精神衛生法は抜本的に改正され，精神保健法が 1987（昭和 62）年に公布，1988（昭和 63）年から施行された。同法はその目的として「精神障害者の人権擁護」と「精神障害者の社会復帰促進」の 2 本の柱を明確にうたっており，その意味で画期的なものであった。

1993（平成 5）年に障害者基本法が成立したのを受けて精神保健法に

も大幅な改正が加えられ，1995（平成 7）年に精神保健福祉法（正式名称は「精神保健及び精神障害者福祉に関する法律」）として新たに出発した。そこでは上記の 2 本の柱に加え「自立と社会経済活動への参加」が目的として掲げられており，収容中心の病院精神医療から，地域での治療と生活を支える地域精神医療への転換が，法律のうえにも表現されることになった。

　2005（平成 17）年には障害者自立支援法の成立を受けてさらに変更が加えられ，2013（平成 25）年度の改正（2014（平成 26）年度から施行）では医療保護入院に関する手続きが見直されるなど，精神保健福祉法のより適切なあり方を求めて試行錯誤が継続されている。

　このように明治維新以来のわが国の精神医療制度においては，海外からの政治的な圧力を意識したり，実際に圧力を受けたりすることがきっかけとなって，法制度改革が行われるパターンが繰り返されてきた。そうした経緯の末，人権擁護の手続きや社会復帰援助のシステムがいちおうの形を整えつつ 21 世紀に入っている。

　今後はわれわれ自身の主体的な判断に基づいて，必要な改革を内発的に行うことを目指して行かねばならない。

（3）　スティグマ克服〜未来への課題

　スティグマ（stigma）は「烙印」を意味するギリシア語に由来する言葉である。近年の社会学では，特定の個人や集団に対して付与される悪しきレッテルをスティグマと呼び，社会的な偏見や差別の根源にスティグマがあることを論じている。このような視点から歴史を振り返る時，「精神障害（者）」という言葉やイメージが一つのスティグマとして機能してきたことに誰しも気づくだろう。それは戦後の日本社会における最も深刻なスティグマであったかもしれない。

　前述のライシャワー大使刺傷事件が発生した 1964（昭和 39）年 3 月 24 日以降の新聞の見出しを検索して見るとよい。当時すべての新聞がこぞって公安の手抜かりを糾弾し，「危険な精神異常者」を取り締まり収容するよう声高に求めていることに驚くであろう。加害者の少年が治療を受ける機会もないままに，精神分裂病（当時の名称）の症状に駆られて凶行に至ったという，悲劇的な事情に思いを致す記事はほぼ皆無であった。クロルプロマジンが発見されてから 10 年以上経ち，世界の精神医療が方向転換を遂げつつあった時代のわが国の状況である。

　その後，半世紀以上が経過し，人々の理解が大きく変化したとはいえ，スティグマの克服はなお不十分であり将来の課題として残されている。精神疾患とその治療についての学習が，スティグマ克服の一助となるよう願うものである。

　ライシャワー大使刺傷事件の前年，アメリカのケネディ大統領が議会に送った教書（いわゆるケネディ教書）は，精神障害者の権利とこれに関する社会の責務を明確に表したものとしてよく知られている。その一節を最後に記しておく。

　「われわれ国民は，長年にわたって精神障害者と知的障害者を不当に無視してきた。このような態度は，われわれが同情と尊厳の理念を守り，人的能力を最大限に活用することを望むのであれば，すみやかに是正されなければならない。伝統的な無関心と訣別し，国中のあらゆる層，地方，州，個人，すべての行政機関において，遠大な計画を力強く実行に移して行かなければならない。」

（原文は英語，石丸訳）

参考文献

ⅰ）中井久夫：新版 分裂病と人類．東京大学出版会，東京，2013

ⅱ）小俣和一郎：精神医学の歴史．第三文明社，東京，2005

ⅲ）金川英雄：【現代語訳】呉　秀三・樫田五郎 精神病者私宅監置の実況．医学書院，2012

ⅳ）Goffman, E.（石黒　毅訳）：スティグマの社会学．改訂版，せりか書房，東京，2001

ⅴ）山崎喜比古（監修）的場智子，菊澤佐江子，坂野純子（編著）：心の病へのまなざしとスティグマ：全国意識調査．明石書店，東京，2012

ⅵ）立命館大学生存学研究センター：精神病・精神薄弱に関するケネディ大統領教書
http://www.arsvi.com/d/m01h1963k.htm

ⅶ）クリフォード・W・ビアーズ（江畑敬介訳）：わが魂にあうまで．星和書店，東京，1980

🎙 学習課題

● 精神疾患と歴史状況の関連について，具体例をあげて論じてみよう。

● 関心のある精神医学者について，立場・学説・業績などを詳しく調べてみよう。

● スティグマについて参考文献などから学び，わたしたちの社会の現状について考えてみよう。

付録1

DSM-5 による精神障害の分類（抄）

1. 神経発達症群／神経発達障害群

知的能力障害（知的発達症／知的発達障害）

言語症／言語障害

語音症／語音障害

小児期発症流暢症／小児期発症流暢障害（吃音）

自閉スペクトラム症／自閉症スペクトラム障害

注意欠如・多動症／注意欠如・多動性障害

限局性学習症／限局性学習障害

発達性協調運動症／発達性協調運動障害

2. 統合失調症スペクトラム障害および他の精神病性障害群

統合失調型（パーソナリティ）障害

妄想性障害

短期精神病性障害

統合失調症様障害

統合失調症

統合失調感情障害

3. 双極性障害および関連障害群

双極I型障害

双極II型障害

気分循環性障害

4．抑うつ障害群

重篤気分調節症

うつ病（DSM-5）／大うつ病性障害

持続性抑うつ障害（気分変調症）

月経前不快気分障害

5．不安症群／不安障害群

分離不安症／分離不安障害

選択性緘黙

限局性恐怖症

社交不安症／社交不安障害（社交恐怖）

パニック症／パニック障害

広場恐怖症

全般性不安症／全般性不安障害

6．強迫症および関連症群／強迫性障害および関連障害群

強迫症／強迫性障害

醜形恐怖症／身体醜形障害

その他（ためこみ症，抜毛症，皮膚むしり症など）

7．心的外傷およびストレス因関連障害群

反応性アタッチメント障害／反応性愛着障害

脱抑制型対人交流障害

心的外傷後ストレス障害

急性ストレス障害

適応障害

8. 解離症群／解離性障害群

解離性同一症／解離性同一性障害

解離性健忘

離人感・現実感消失症／離人感・現実感消失障害

9. 身体症状症および関連症群

身体症状症

病気不安症

変換症／転換性障害（機能性神経症状症）

作為症／虚偽性障害

10. 食行動障害および摂食障害群

異食症

反芻症／反芻性障害

回避・制限性食物摂取症／回避・制限性食物摂取障害

神経性やせ症/神経性無食欲症

神経性過食症/神経性大食症

過食性障害

11. 排泄障害群

遺尿症

遺糞症

12. 睡眠-覚醒障害群

不眠障害

過眠障害

ナルコレプシー

　　　　呼吸関連睡眠障害群（睡眠時無呼吸など）
　　　　睡眠時随伴症群（悪夢障害，レストレスレッグズ症候群など）

13.　性機能不全群

14.　性別違和

15.　秩序破壊的・衝動制御・素行症群
　　　　反抗挑発症／反抗挑戦性障害
　　　　間欠爆発症／間欠性爆発性障害
　　　　素行症／素行障害
　　　　反社会性パーソナリティ障害

16.　物質関連障害および嗜癖性障害群
　　　　以下の各物質に関連する障害群（アルコール，カフェイン，大麻，
　　　　幻覚薬，吸入剤，オピオイド，鎮静薬・睡眠薬または抗不安薬，精
　　　　神刺激薬，タバコ，その他）
　　　　非物質関連障害群（ギャンブル障害）

17.　神経認知障害群
　　　　せん妄
　　　　認知症および軽度認知障害（原因疾患として以下のものが挙げられ
　　　　る。アルツハイマー病，前頭側頭葉変性症，レビー小体病，血管性
　　　　疾患，外傷性脳損傷，物質・医薬品の使用，HIV 感染，プリオン
　　　　病，パーキンソン病，ハンチントン病，その他）

18. パーソナリティ障害群

A群パーソナリティ障害

猜疑性パーソナリティ障害／妄想性パーソナリティ障害

シゾイドパーソナリティ障害／スキゾイドパーソナリティ障害

統合失調型パーソナリティ障害

B群パーソナリティ障害

反社会性パーソナリティ障害

境界性パーソナリティ障害

演技性パーソナリティ障害

自己愛性パーソナリティ障害

C群パーソナリティ障害

回避性パーソナリティ障害

依存性パーソナリティ障害

強迫性パーソナリティ障害

他のパーソナリティ障害群

19. パラフィリア障害群

日本精神神経学会（日本語版用語監修），髙橋三郎，大野　裕（監訳），染矢俊幸，神庭重信，尾崎紀夫ほか（訳）：DSM-5 精神疾患の診断・統計マニュアル．医学書院，東京，2014 より一部改変

付録2

主な向精神薬一覧（2019年現在）

※左列は薬物の一般名，右列は代表的な薬剤名

●抗精神病薬

定型抗精神病薬

フェノチアジン系

クロルプロマジン	ウインタミン，コントミン
レボメプロマジン	ヒルナミン，レボトミン
ペルフェナジン	ピーゼットシー
フルフェナジン	フルメジン
エナント酸フルフェナジン	アナテンゾールデポー（持効性注射剤）

ブチロフェノン系

ハロペリドール	セレネース，リントン
デカン酸ハロペリドール	ネオペリドール，ハロマンス(持効性注射剤)
ピパンペロン	プロピタン
スピペロン	スピロピタン
チミペロン	トロペロン
ブロムペリドール	インプロメン

ベンザミド系

スルピリド	ドグマチール，ミラドール
スルトプリド	バルネチール
ネモナプリド	エミレース

その他

ゾテピン	ロドピン
モサプラミン	クレミン
ピモジド	オーラップ

非定型抗精神病薬

SDA（セロトニン・ドーパミン遮断薬）

リスペリドン	リスパダール
パリペリドン	インヴェガ
ペロスピロン	ルーラン

MARTA（多元受容体作用抗精神病薬）

オランザピン	ジプレキサ
クエチアピン	セロクエル
ブロナンセリン	ロナセン
クロザピン	クロザリル

DPA（ドーパミン部分作動薬）

アリピプラゾール	エビリファイ

●抗うつ薬

三環系抗うつ薬

アミトリプチリン	トリプタノール
イミプラミン	トフラニール
クロミプラミン	アナフラニール
アモキサピン	アモキサン

四環系抗うつ薬

マプロチリン	ルジオミール
ミアンセリン	テトラミド

セチプチリン　　　　　　テシプール

SSRI（選択的セロトニン再取り込み阻害薬）

フルボキサミン　　　　　デプロメール，ルボックス

パロキセチン　　　　　　パキシル

セルトラリン　　　　　　ジェイゾロフト

エスシタロプラム　　　　レクサプロ

SNRI（セロトニン・ノルアドレナリン再取り込み阻害薬）

ミルナシプラン　　　　　トレドミン

デュロキセチン　　　　　サインバルタ

ミルタザピン　　　　　　リフレックス，レメロン

その他

トラゾドン　　　　　　　デジレル，レスリン

●気分安定薬

炭酸リチウム　　　　　　リーマス

カルバマゼピン　　　　　テグレトール

バルプロ酸　　　　　　　デパケン，バレリン

ラモトリギン　　　　　　ラミクタール

●抗不安薬

ベンゾジアゼピン系

エチゾラム　　　　　　　デパス

クロチアゼパム　　　　　リーゼ

ロラゼパム　　　　　　　ワイパックス

アルプラゾラム　　　　　コンスタン，ソラナックス

ブロマゼパム　　　　　　レキソタン

クロキサゾラム　　　　　エナデール，セパゾン

ジアゼパム	セルシン，ホリゾン
ロラゼブ酸エチル	メイラックス

アザピロン系

タンドスピロン	セディール

●睡眠薬

バルビツール酸系

ペントバルビタール	ラボナ
アモバルビタール	イソミタール

ベンゾジアゼピン系

超短時間型

トリアゾラム	ハルシオン

短時間型

ブロチゾラム	レンドルミン
リルマザホン	リスミー
ロルメタゼパム	エバミール，ロラメット

中間型

ニトラゼパム	ベンザリン，ネルボン
フルニトラゼパム	ロヒプノール，サイレース
エスタゾラム	ユーロジン

長時間型

クアゼパム	ドラール
フルラゼパム	ベノジール，ダルメート
ハロキサゾラム	ソメリン

その他の睡眠薬

ゾルピデム	マイスリー
ラメルテオン	ロゼレム

スポレキサント　　　　　ベルソムラ

● ADHD 治療薬

メチルフェニデート　　　コンサータ
アトモキセチン　　　　　ストラテラ
グアンファシン　　　　　インチュニブ
リスデキサンフェタミン　ビバンセ

索引

●配列は五十音順，＊は人名を示す。

分担執筆者紹介

（執筆の章順）

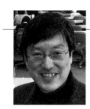

広瀬　宏之（ひろせ・ひろゆき）　　　　　・執筆章→ 11

1969 年	東京に生まれ育つ
1995 年	東京大学医学部医学科卒業
1995 年～	東京大学医学部附属病院小児科他
1999 年	東京大学大学院医学系研究科生殖・発達・加齢医学専攻
2003 年～	国立成育医療センターこころの診療部発達心理科
2006 年～	フィラデルフィア小児病院児童精神科
2007 年～	横須賀市療育相談センター開設準備室長
2008 年～	横須賀市療育相談センター所長
2015 年～	放送大学客員准教授（兼務）
専門	発達障害の療育
主な著書	『図解よくわかるアスペルガー症候群』（ナツメ社）
	『「もしかして，アスペルガー？」と思ったら読む本』（永岡書店）
	『発達障害支援のコツ』（岩崎学術出版社）
	『「ウチの子，発達障害かも？」と思ったら最初に読む本』（永岡書店）
	『発達・子育て相談のコツ』（岩崎学術出版社）
	『発達障害とのかかわり』（共著　小児療育相談センター）
	『精神医学特論』（共著　放送大学教育振興会）
	『自閉症の DIR 治療プログラム』（訳　創元社）
	『ADHD の子どもを育む』（監訳　創元社）
	『こころの病への発達論的アプローチ』（監訳　創元社）

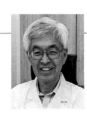

白石　弘巳（しらいしひろみ）

・執筆章→ 13・14

1953 年	東京都に生まれ育つ
1979 年	東京医科歯科大学医学部卒業
1979 年〜	厚生連鹿教湯病院，横浜南共済病院等において内科研修
1981 年〜	東京医科歯科大学大学院（医学博士）
1989 年〜	埼玉県立精神保健総合センター医長
1996 年〜	東京都精神医学総合研究所社会病理研究部門副参事
2005 年〜	東洋大学ライフデザイン学部教授
2018 年〜	埼玉県済生会鴻巣病院副院長，なでしこメンタルクリニック院長
専門	精神医学，精神保健学
主な著書	『家族のための統合失調症入門』（河出書房新社） 『統合失調症からの回復を支える―心理教育・地域生活支援・パートナーシップ―』（星和書店） 『脳の病気のすべてが分かる本』（共著　学習研究社） 『事例にみるうつ病の理解とケア』（共著　精神看護出版） 『成年後見制度の新たなグランドデザイン』（共著　法政大学出版局） 『精神医学の方位』（共著　中山書店） 『よく分かる統合失調症』（監修　主婦の友社） 『統合失調症―正しい理解とケア』（監修　高橋書店） 『慢性疾患と家族』（監訳　金剛出版） 『家族のストレスマネージメント―行動療法的家族療法の実際』（監訳　金剛出版） 『パラダイムロスト―心のスティグマ克服，その理論と実践』（共訳　中央法規出版）

編著者紹介

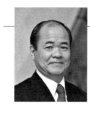

石丸　昌彦 (いしまる・まさひこ)

・執筆章→ 1〜10・12・15

1957 年	愛媛県出身
1979 年	東京大学法学部卒業
1986 年	東京医科歯科大学医学部卒業
1994〜97 年	米国ミズーリ州ワシントン大学精神科留学
1999 年	東京医科歯科大学難治疾患研究所講師
2000 年〜	桜美林大学助教授，教授を経て
2008 年より	放送大学教授
専門	精神医学
主な著書	『根拠にもとづく精神科薬物療法』（共訳　メディカル・サイエンス・インターナショナル）
	『統合失調症とそのケア』（キリスト新聞社）
	『今日のメンタルヘルス』（編著　放送大学教育振興会）
	『死生学のフィールド』（編著　放送大学教育振興会）
	『パラダイム・ロスト―心のスティグマ克服，その理論と実践』（監訳　中央法規出版）
	『健康への歩みを支える―家族・薬・医者の役割』（キリスト新聞社）
	『精神疾患とは何だろうか』（左右社）

放送大学教材　1519271-1-2011（ラジオ）

精神疾患とその治療

発　行　　2020 年 3 月 20 日　第 1 刷
　　　　　2023 年 1 月 20 日　第 3 刷
編著者　　石丸昌彦
発行所　　一般財団法人　放送大学教育振興会
　　　　　〒105-0001　東京都港区虎ノ門 1-14-1　郵政福祉琴平ビル
　　　　　電話　03（3502）2750

Printed in Japan　ISBN978-4-595-32197-9　C1347